Psychotherapy and the Treatment of Cancer Patients

Bearing Cancer in Mind 1st ed.

Lawrence Goldie and Jane Desmarais

がん患者の語りを聴くということ

病棟での心理療法の実践から

L・ゴールディ／J・デマレ【編著】
平井正三／鈴木 誠【監訳】

誠信書房

良く生きる術は，良く死ぬ術と同じである。

——エピクロス

はじめに

私が一九七二年にロイヤル・マーズデン病院での研究を始めた際には、多くのご縁がありました。当時、私はサットンにあるマーズデンの分院の近くに住んでいて、妻の親戚W氏がそこに入院していました。私は彼をよく知っていたのですが、すごく立派な人でした。彼はもともとチェコスロバキア生まれでしたが、その後、亡命して、志願して英国陸軍に入りました。彼は肺がんを発症して、サットン分院に入院していたのでした。

彼を見舞ったとき、病棟看護師長に職業を聞かれたので精神科医だと伝えると、彼女は自分が目の当たりにしている患者の痛みや情緒的な苦しみについて話してくれました。患者たちの情緒的な痛みが無視されていて、彼女はそれに悩まされていました。彼女が話した問題に興味を抱きはじめた私は、著名な放射線科医であるS医師を紹介されました。彼は、病棟で患者について話し合うときに、私に陪席してくれないかと頼んできました。実直に患者と率直に向き合う彼の姿には、強い印象を受けました。あるとき、彼は五十歳の男性を連れてきました。彼は、患者のレントゲン写真をシャウカステンにセットして、肺にあるがんの姿を指さしたのです。当時、患者たちは放射線検査と放射線療法のためにサットンに来院していましたが、S医師の話では、放射線療法医も放射線科医も患者たちの主治医ではありませんでした。彼らはただ検査を実施しているだけだったです。患者たちの主治医は、最初に診察して紹介してきた医師たちでした。生検や血液検査をする病理医と同じように、放射線科医であるS医師は、患者を診続ける立場にないと打ち明けてくれました。

それでもこの最初の出会いで、S医師が、患者とこれほどまでオープンにがんについて話し合う姿に強く印象づけられたのです。彼は淡々としていましたが、冷たくもありませんでした。私が憶えているのは、彼が、病変の進行はかなり遅いと言い、そして（言葉は正確に憶えていませんが）確か「やれることは、もうなにもありません」というようなことを言ったことです。患者が診察室を出ると、私はS医師に「患者の予後はどうですか？」と尋ねました。彼は「そうだな。進行はかなり遅いので、おそらく症状や障害が出るまでには、二年か、それ以上はかかるでしょうね」と応えました。これはそれほど悪くはありません。しかし、私が彼の患者への言葉を振り返った理由は、次の週末にその患者が心臓発作で死亡したのが発見されたということがあったからです。これは、放射線科医に「やれることは、もうなにもありません」と言われて、患者が自分は絶望的なケースだという意味にとったせいだと私は思いました。映画や本では、これは本当に患者がもうすぐ死ぬとき、助からないときに言う言葉ですから。

振り返ってみると、その患者との話し合いは非常に困難なものであったと思いました。患者が、自分に見せられたものや言われたことをどうとるかについては誰もわからなかったのです。がんは患者の命をすぐさま脅かすものではなく、かなりの期間、そうはならない見込みだったのです。実際に、彼が亡くなったのは、心臓発作だったのです。

放射線科医による診断の後、妻の親戚のW氏は主治医のところに行くように言われ、マーズデンから出されました。肺にがんがあることを示すレントゲン写真を見せられ、その上で、その時点では治療方法がないと言われていたのです。そこで、彼は改めて最初に診察してもらった医師に診てもらいました。その医師は彼の治療に適切な病院がわからなかったので、ある病院の一般病棟に彼を入院させました。

私はW氏の転院先を探して、見舞いに行きました。その病棟は、認知症患者と精神疾患の患者の混合病棟のようでした。私が彼に話しかけると、彼はその病棟に入院させられていることに不満を漏らすことなく、いつものように礼儀正しく、がんであるという診断をきちんと受け入れているようでした。私が立ち去ろうとすると、若い研修医が私と話したいと近寄ってきました。彼女は私に、W氏が自ら命を絶ちたいので薬を沢山くれと何度も頼んでくるのだと言いました。彼女はすっかり混乱していて、W氏に何というべきなのか、彼の頼みにどうしたらよいのか分からないでいました。私はショックを受けるとともに、彼のもう一つの側面に気がつきました。彼は絶望していて、自分が見捨てられ、そして何の治療もされないこの病棟に追いやられたと感じていたのでした。彼の目から見れば、その病棟は、絶望し心を病んだ人だらけだったのでした。

最初にマーズデンで仕事を始めたとき、常にあった問題は、(特に、いくつかの異なる治療チームが関与している場合は)誰が患者に対して最終的に責任をもつのかということでした。しばしば患者に対する責任は負っていないとされ、その責任は、もともと患者を紹介してきた医師に課せられていました。W氏と同じように、多くの場合、もともと診察した医師は、もはや患者に関心がないか、又は治療方法がない状況にいました。W氏のように、すでに治療資源も関心も失せた医師に患者を差し戻すというのは、全くもって馬鹿げた話でした。最終的には、彼は自宅に戻りましたが、ひどく抑うつ的で惨めな気分でした。そして彼は、心臓病を発症して冠動脈血栓で死亡しました。彼は、ひどく見すぼらしく、落ち込んでいて、悲しそうに私には見えました。他国の軍隊で戦った、かくも勇敢な男が、これほどまでに絶望を味わい、見捨てられ役立たずと感じて、自殺したいと思うようになった。こんな悲惨な話はないと思ったことを、私は忘れられませんでした。

私はS医師から、病院に来て病棟を見回って、そこで起きていることで気になることを観察してほしいと頼まれました。私は病棟看護師長と話しました。その当時、私には、マーズデンで外科医をしているC先生という友人がいました。彼の専門は、胃腸の手術でした。彼は、外来患者と情緒的問題やセックスの問題についての話し合うことに、どれだけ多くの時間を割いているかを話してくれました。こうした話しをすることは、ますます普通になってきていて、術後の状態よりも、セックスや性的能力の問題の話しをすることの方が多いと言っていました。患者の中には、直腸に何か異物が侵入してくる感覚がするので、大腸のがんになっているのではないかと怖れる人がよくいました。C氏はこうした患者をクリニックで診て直腸検査をしていましたが、たいていの場合、こうした男性は前立腺肥大に罹患していました。そうして彼はこうした患者とその「性生活」について話し合うのですが、彼らが性交を辞めてしまったことが判明するのが常でした。これが、前立腺の肥大化の主な原因だと彼は考えました。こうしたわけで、彼は、クリニックに来院する患者のセックスの問題の話し合いを私にしてほしいと言ってきました。

しばらくして、別の放射線療法医とともにC先生は、マーズデン病院の理事会に病院の精神医学的ニーズに関する調査が必要だと勧告しました。彼ら二人は私と旧知の仲だったので、私が精神医学的ニーズの調査を実施すべきだという提案がなされました。一年間の予算がつき、私が調査を実施し、終了時に報告書を提出することが決まりました。病院長は、調査実施中に、そうした必要のある患者があれば診てもらえないだろうかと私に依頼してこられたので、それも私は引き受けました。その当時、私はマーズデン病院に常勤職として働くつもりはありませんでした。すでに他のところで治療している患者でスケジュールは一杯だったので、マーズデンで患者を診る時間の都合をつけることはかなり大変なことだったからです。

調査の実施を引き受けた後、理事会の何人かのメンバーからその計画への強い不安や疑念を綴った手紙を何通も受け取りました。ある手紙は、なんと私に、病棟の患者にもうすぐ死ぬんだと伝えてまわるのをやめろと書いてありました！　何人もの理事から、精神科医、ましてや精神分析的心理療法を専門とする精神科医が病院にいることには、理事会内に強い反対意見があるとも言われました。患者が全く求めてもいないのに、精神科医がいる必要はまったくないと考えている理事もいました。何れにせよ、彼らは、自分たちの病院での患者への対応はまったく適切であると考えていました。また自分は精神病院での臨床経験があるので、精神医学には精通していると言う内科医もいました。彼は、同じく精神医学を激しく敵視していた別の内科医とともに、精神医学や精神科医への偏見の大合唱を引き起こしました。この二人の内科医、特に後者の方は、のちに私が病院スタッフや理事会のメンバーになってからも、随分と冷たい態度のままでした。二人は自分たちが二進も三進も行かなくて、手の施しようがなく、私の手助けが頼みになったときだけ、患者を私に紹介してきました。こうした状況により、私は、彼らがうまくいっていないことを目の当たりにしましたが、まさしく彼らはそれを嫌がっていたのでした。

そのため私が調査を開始したとき、上層部から、ありとあらゆる抵抗があることは分かっていました。自分たちの言動、おそらく対応しきれていない問題を目にする精神科医が干渉してくると、多くの人々が恐れているようでした。私から見て、彼らは精神科医によって自身の「領域」が侵害され、立場が脅かされていると感じていました。彼らは自分と患者の関係性は適切だと感じているようでした。彼らは患者に関しては神のような自信を持っていて、私の存在によって、この立場が脅かされることを恐れていました。

ある放射線療法医は、精神科医の診療が必要な患者は過去も将来も絶対にいないだろうと理事長に言っていました。この放射線療法医が驚いたことに、理事長は彼に、彼の処置は冷酷無比だと彼の患者からの苦情が大変多く、それは病院の他の部署をすべて合わせた数をしのぐほどだと話したのです。彼の名誉のために書いておくと、この非常に著名な放射線療法医はひどく驚いて反省をしました。その後、彼は私に患者を何人か紹介してきました。その中には彼の親友もいました。明らかに、彼は、患者にどのように近づいていったらいいかまったくわかっていなかったのでした。

院内を三カ月回った後で私は、そこで観察したことを、ソーシャルワーカーや上級看護スタッフたちに簡単に話しそれについてディスカッションをする時間を持つように依頼されました。私への酷《ひど》い敵意が全体的にありましたので、その時点では、当時の看護部長のサポートなしでは続けられなかっただろうと思います。彼女は熱心で患者思いの人で、患者の痛みや苦しみに十分に気づいていました。私が話しを終えると、熱い議論が湧き起こりました。信仰の篤いソーシャルワーカーの中には異論を唱え、患者には精神科医は必要ないと言う人もいました。患者に必要なのは、魂を支えることであり宗教だ、つまり信仰上の信念さえあれば、そんなに恐れることはないだろうと言うのです。彼らがうろたえたのは、看護部長がそれを真っ向から否定する意見を述べたときでした。彼女は、病院には修道女の患者が2人いるが、彼女たちは重症で、院内の患者の中でもっとも怖がっている患者だと言ったのでした。それにもかかわらず、私の介入に対して強い不信感を抱き、抵抗する人々も、まだいました。一人はある病棟の主任看護師で、彼女はとても信仰が篤く、ソーシャルワーカーと同じように、患者に必要なのは信仰だけだと信じていました。別の主任はあまり教条的ではありませんでしたが、「薬にはできないことで、先生にならできることっていったい何なのですか」と聞いてきました。彼女は患者に必要なのは、大量の投薬だけだと考えていて、とても率直に理性的に、こうした状況で他に何ができるのかが分からないと言いました。

病院の仕事にさらに関わるようになって、私は奇妙な雰囲気に気がつきました。がんを専門にしている病院であるため、熱心な医師にとって自分たちの医療を実践する、つまり彼らの診断能力と治療や手術の知識を発揮する機会が提供されていました。十二分に潤沢な仕事があり、興味深い外科的問題が常にたくさんあったので、もってこいの場所だったのです。言い換えれば、そこは活気に満ちた場でしたが、後になって私は、それが痛みに対する防衛を伴っていることが分かってきました。たくさんの会議と治験が実施されていました。朝、昼、夜とカンファレンスがありました。多くの場合、それらは、大半の治療における精神的な苦痛や失敗に対する防衛であったと思います。

この病院には、これまで私が勤務してきたどの病院でも体験したことのない雰囲気があることに気づきました。ほとんどの総合病院には、ギブスと松葉杖の人々、手術を乗り越えようとする人々による活気と、大いなる快活さがあります。一般的に言って、そこには患者の満足と感謝のしるしがあり、そして患者が術後によくなり、退院していくのを目にし、患者から感謝されるスタッフの喜びもあります。がんの診断や疾患による死もあるのですが、それに関連した緊急事態や興奮にすっかり覆いつくされてしまうのです。しかしながらこの病院では雰囲気が違いました。医師たちの奔走ぶりは、病院の会議の告知板に示されていました。そこには、数え切れないほどの毎日のチーム会議や特殊ながんをテーマにした会議の予定が掲示されていたのです。ここでは、一般人にとっては、背筋が寒くなるメニューが、医学や手術を実践したい人にとっては、エキサイティングなプログラムに見えているようでした。かたや、病棟や廊下や外来には悲しげで怯えた患者たちがいました。多くは明らかに治療でやせ細っていました。多くの患者は、髪の毛が抜け落ち変わり果てた姿になっていました。いろいろな患者を見ていれば、その姿を見れば、受けている治療の段階や治療のタイプを推測できました。病院のどこでもほぼ例外なく、患者たちは最底辺層の人々になっていました。看護師たちの患者への配慮は、全体的にとてもよく行き届いており、深い思いやりや同情が示されていたことは言っておかなければなりませんが、それでも患者たちは、効率を重視する病院の多忙さによってその存在が覆い隠されていました。

当初、私は終末期の人々に精神分析的心理療法を実施できるとは思っていませんでした。死んだ人を蘇らせて、セッションや援助が有効であったかどうか教えてもらうことなどできないですし、当初、私はどう彼らの力になれるか分からなかったのです。例外なく、私が会った患者たちは、精神医学や心理学について、ましてや精神分析についてはほとんど知りませんでした。病院という設定の中で、精神分析的心理療法の原則や方法を適用することで、私は、大きな賭けに出ていたのでした。

当時、マーズデン病院内には、精神疾患の患者はいませんでしたし、私は誰も神経症的だとも思っていませんでした。どうやって役に立てられるか分からないと、私は患者たちによく言っていました。と同時に、私が患者に関心を向けること、一人ひとりをかけがえのない個人としっかりと見て、彼らの言葉に耳を傾けること、そうすることが役に立つということに私は気づいていませんでした。私はただひたすら、がんになった患者の気持ちにアプローチする方法を探そうとしていました。私が用いた技法は、複雑なものではありませんでしたし、その目標は控えめでした。私は、患者が自分の考えていることや感じていることに関心を向ける他の誰かと一緒に、自分自身について考えるよう励ましたのです。私は、患者の人生や家族、愛、憎しみ、痛み、恨み、そして死後に子どもたちがどうなるのかといった心配に関心を向ける重要な人物だったのです。私の介入以外、病院の中で、このような仕方で患者に目を向け、患者のことを考える人は誰もいませんでした。

患者は次々と紹介されてきましたが、最初はほとんどが、チャプレン（病院つきの牧師）や病棟看護師長たちからでした。たくさんの患者が自分の帰依する宗派に関係なく、何がしかの救いを求めて、チャプレンと直接話し、次に彼が私に、彼らと会うように依頼したのでした。注目すべきは、臨床経験の長い医療スタッフからの紹介がほとんどなかったことでした。おそらくチャプレンには、医療以外の事柄について話すことができるのに対して、医師には医療のこと以外は話しかけられないと患者は思っていたのでしょう。病棟看護師長らは研修医に患者を紹介させていましたが、研修医の多くは、非常に紹介を嫌がっており、しばしば彼らの紹介の仕方はいい加減で適当でした。彼らは、患者と私の面談がどういう具合になっているかには、まるで関心がありませんでした。

その一方で、ほとんどの病棟の看護師長は、自分たちの患者の変化を目にしていると感じていたので、私の仕事を熱心にサポートしてくれました。このサポートは一年の間に強くなっていき、とても良い関係性が私と看護スタッフと看護師長との間に確立されました。しかしながら私が看護師のためのセミナーを企画し、看護師が心理療法の研修を受ける可能性ができたとき、看護師のなかには、かなり強く反発する人がいました。看護スタッフを定期的で継続的時間に集めてセミナーを行うのは不可能なことでした。同じことをしようとタヴィストック・クリニックから来た心理士なども、同じ経験をしていました。私が主宰したがんと心理療法に関する、看護師向けのセミナーにはロンドン中の病院の看護師がやって来ましたが、セミナーの開催場所である、マーズデン病院の看護師たちが来るのはせいぜい一、二回で、全講座受講した人は誰もいませんでした。

一九七二年に私の調査が開始されてから、多くのことが変わりました。研修は改善されました。「看護師カウンセラー」の時代が到来しました。「乳房切除術後ケア看護師」や「ストーマ後ケア看護師」と呼ばれている人たちもいます。マーズデンでの私の最初の面接予約は、こうした仕事のための訓練を受けておらず患者のケアのことで困ってしまった看護師たちからのものでした。私に援助を求めてきても、がん患者のケアからくる情緒的問題の重さに対処できないと感じて、諦めてしまう人もいました。専門看護師の仕事をうまくやるためには、専門的訓練がとても大切なのです。

がん患者には、既存の精神医学が入り込む余地がないことが分かりました。がん患者は精神医学的には健常な人たちであり、がんのせいで抑うつ的になり不安になるのは理解できることだったのです。精神科で使う薬は、まったくもって不適切だと思えました。次第に私は、こうした患者はみな、ある意味でネグレクトされていることに気づいていきました。患者の心の痛みや苦しみに対する防衛が、身体状態と混同されていたので、彼らは心理的ではなく身体的な治療を受けていたのです。患者に必要なのは、彼らの情緒的問題について関心を持ち、さらに理解し援助できる人と話す機会なのでした。

こうして、私ががん患者の援助を始めたときには、途方もない反発が起こりました。私の同僚の内科医、外科医のほとんどが、患者を精神科病院に入院させる必要があるのはただ患者が抑うつ的になり自殺の危険がある場合だけであると思っていましたが、それは空想でした。実際、私が病院に行っている間に、それは一回も起きませんでした。自分たちの医師としての立場が傷つくと感じて、あくまでも精神科の援助に反対する医師までいました。はっきりと、有能な医師は、身体の問題と同じく心理的問題もすべて対処する能力を持つべきだと思うので、精神科医の援助が必要ではないと言い放った医師もいました。精神科医が自分の患者に会っている可能性があると分かると、必要以上に気にして怯えていた医師もいました。彼がまず思ったのは、患者に余命が幾ばくも無いことを伝えていないことが明るみになるのではないかということでした。

一年後、私は正式に報告書を提出しました。その結果、病院は適切なコンサルタント精神科医を採用し、患者に回数を限定したセッションを提供することが提言されました。そのポストは、公募されませんでした。私や他の誰かに要請もされませんでした。私の報告書は、患者のために何らかの形の心理学的援助が必要だとかなり明確に示していましたし、同時に精神分析的心理療法の中身が伴わない精神医学は役に立たないことも示していました。しかしそれにも関わらず、病院はがんの身体症状の治療だけを続けていました。そこで私は個人的に無給で、さらに一年間、仕事をしました。しかし、この状態は恥ずべきことだと思っていた病院長は、このポストに誰かを採用する必要があると理事会に要請しました。つまりこれは、私に給料を支払い、コンサルタントとして公式に選任するためのものです。私は採用されましたが、財源が十分ではないという理由で、私が報告書で提言した半分の時間しか給料はもらえませんでした。一人の部下ももらえませんでした。秘書も部屋ももらえませんでした。病院長は、ボイスレコーダーと秘書サービスを与えてくれて、再び助けてくれました。しかしやっとコンサルタント泌尿器科医と共有する部屋と秘書が手配されたのはその三年後でした。

私は、外来患者と入院患者の診療に忙殺されるようになりました。外来患者のなかには、あらかじめ面接時間を予約できる人もいましたが、ほとんどの場合、病院に着いて初めてその日誰を診なければならないかがわかりました。こうした人は皆、重症なので、その依頼を断ることができませんでしたし、紹介患者をすべて診きれずに、病院を去ることはできないと感じることもしばしばでした。時間が勝負でした。というのも二日後には、患者はもはや生きていないかもしれないからです。報告書の中で私が強く提言したのは、厳しく困難なトラウマティックな出来事に打撃を受けた普通の人々の情緒的問題を取り扱った経験のある、心理療法士のチームを病院が雇用することでしたが、結局これは病院の管理職をより防衛的にしただけになりました。彼らは、やれ「統計に基づいて」いないからとか、やれ病院で実施した他の研究（つまり最新の薬や改善する人と悪化する人の割合についての研究）と一致していないと主張して、私の提言のほとんどに反対しました。もし私が沢山の研究資金をもっと首尾よくせしめ、量的結果を出す研究を行なっていたら、確かに私はおそらく病院の中に一つの部門や基盤を構築していたでしょう。

一九七〇年代初頭にロイヤル・マーズデンで仕事をし出したとき、私はまるで死傷者がいたるところに転がり、負傷者を介抱する人が不足している戦場に迷い込んだような気になっていました。助けられた人もいましたが、少数でした。他の人々は死ぬまで放置されていました。ときには、負傷者は重要ではないかのように感じられました。この経験は私に多大な影響を与え、病気で死にいく人に精神分析的心理療法を提供することで生じる潜在的な可能性が見え始めてきました。もちろん、こうした黎明期以来、病院やその他の施設の状況は変わってきていることもたくさんあります。しかし、終末期の患者をケアする施設、がんの治療がなされている病棟、患者や身内への援助にはなすべきことがまだまだ残っています。それが自分の経験を語ろうと決意したきっかけだったのです。

ロイヤル・マーズデンでの仕事のあいだ、支えと励ましをくれた多くの外科や内科の同僚に感謝します。多くの人が定期的に私に患者を紹介してくれましたし、治療の結末が落胆するものであるにも関わらず、彼らの患者への思いやりは、心を打つものでした。最初は馬鹿にしていた考えを変えることができるようになり、むしろ私のプロジェクトに協力的で共感を寄せてくるようになった同僚を私はとても尊敬するようになりました。それでも、もっとも多くのことを教えてくれたのが、この数十年のあいだ、私が診療し話を聴いた数多くの患者たちです。彼らの雄弁さや思慮深さに、私は絶えず心を動かされ、謙虚な気持ちになりました。彼らは、異常な状態にいる普通の人々だったのです。本書を彼らに捧げます。

二〇〇四年　ロンドンにて

ローレンス・ゴールディ

謝辞

リチャード・ルーカス（Richard Lucas）が草稿に非常に役に立つコメントをしてくれたこと、そしてアン・ボンド（Ann Bond）がスーパービジョンで話し合った症例の一つの掲載を許可してくれたことに謝意を表します。本書は、妻のシルビア（Silvia）のサポートと励ましなしには執筆できませんでした。彼女に感謝したいと思います。

本書に収められた臨床素材のいくつかは、別のところで公表されています。私たち執筆者は、the BMJ Publishing Group, the British Psychosocial Oncology, *Edition Selva Verlag* そして *Psychoanalytic Psychotherapy* に謝意を表します。

第5章には、Goldie, L.（1989）. Psychological aspects of pain perception and the memory with serious illness and its treatment. そして、Too much pain treatment. *Pain—Research and Treatment*, 1-5. そして128-132. の臨床素材が、Edition Selva Verlag の許可を得て掲載されています。

第6章は、BMJ Publishing Group の許可を得て、Goldie, L.（1982）. The ethics of telling the patient. *Journal of Medical Ethics*, 8, 128-133を改稿しています。

第7章は、British Psychosocial Oncology Group の許可を得て、Goldie, L.（1985）. The interdisciplinary treatment of cancer: Co-operation or competition? *Psychosocial Oncology: Proceedings of the British Psychosocial Oncology Group*, 77-85. に掲載された素材および *Psychoanalytic Psychotherapy* の許可を得て、

Goldie, L. (1984). Psychoanalysis in the national health service general hospital. *Psychoanalytic Psychotherapy*, **1** (2), 23-34に掲載された素材を含んでいます。

監訳者まえがき

本書は、がん患者の治療とケアに心理療法を導入することで患者が人としての尊厳を取り戻し、残された日を有意義に過ごす手助けができると論じています。

いくつかの点で本書は読者に衝撃を与える本です。なによりも、がんを患うというのはどのような経験なのか、とりわけがんが見つかり死んでいくということはどのような経験なのかに肉迫する、その筆致に圧倒されます。がんと診断されることで、私たちは、「患者」という別人種になり、世間から隔絶され、病院の中に影のように棲むようになると本書は描写します。そして、頻回の検査や手術、化学療法や放射線療法の経験は、戦時中の前線の兵士のトラウマ経験にたとえられます。年若い医療者が年配の患者を子ども扱いし、通常であれば失礼な物言いも善意のもとでなされます。

このように本書は、がんを患うことで世界は一変し、私たちは「がん患者の世界」に移行すると指摘します。そこでは、私たちは疎外され、健康な一般世界での地位を失い、患者として、医療者が君臨する病院世界の取るに足らない存在になるのです。収容所を彷彿とさせるこうした病院世界の描写は、医療者には辛辣であり、見方によっては過度に厳しい見方といえるかもしれません。

しかしながら、本書の著者がこうしたがん患者の窮状と、第一次世界大戦の兵士に起こった、いわゆる砲撃《シェル》ショックの問題との類似性に触れているのはとても示唆的です。美しい物語で語られがちな戦争は、それに参加した人々の心を破壊する非人間的な状況であるという悲惨な現実に対して、社会の理解は非常にゆっくりとしか起こらなかったという事実を、私たち読者は思い起こさせられます。戦争、災害、事故、虐待など、心を破壊するような破壊的経験は今日トラウマ経験として社会的に認知されつつあります。しかし、長い年月、大多数の人たちは、そうした悲惨な状況にある人たちが置かれている非人間的状況とそれが及ぼす破壊的作用に気づかないようにしてきたことも事実なのです。

本書は、がんを患う人が置かれがちな、こうした非人間的な状況に私たちの目を向けさせます。著者がこうした実践をした二十世紀後半の英国の状況と、二十一世紀の私たちの社会やがん治療の現実にはかなりの違いがあると指摘することはできるでしょう。がんの一部は、本書で書かれているほど悲観的で治癒困難な病いとはもはやみなされていないでしょう。そうした時代と社会状況の制約があるとはいえ、現在の我が国の医療においても、病気や身体にのみ関心が集中し、人として患者をみることが重視されているとは言えないように思われます。著者が主張する、がん治療への全人的《ホーリスティック》で相補的なアプローチは十分実践されているとは言えない状況ではないでしょうか。

そうした意味で本書はがん治療とケアに取り組む医療者に向けて書かれており、ときに著者の筆致は、がんを患い、死にゆく人を代弁するかのように、告発にも似た響きを帯びています。それをどう受け止めるのか、医療従事者の読者はどう考えるのか、多くの切実な問いを提起しますが、それらへの簡単な答えはないように思います。さらに、がんは、家族や友人を含めればそれに関わることのない人はほぼいないという現実の中で、医療従事者にとどまらず一般の読者にとっても本書は自分自身や身内の人の体験を考える手がかりになるかもしれません。

このように本書はがんとその治療のあり方に関心のある人たちにさまざまなことを考えさせるだけでなく、精神分析や心理療法に関心のある読者にも従来の見方を根源的に揺るがす主張を含んでいます。本書の著者のローレンス・ゴールディ氏は精神科医であり、精神分析的心理療法士でもあり、本書に述べられる実践は「精神分析的心理療法」に基づくとされています。しかしながら、ゴールディ氏の実践は、精神分析的心理療法を実践している専門家を含め、本邦の大半の読者が抱く精神分析のイメージを根本的に変更するように思われます。それどころか、心理療法一般に関する考えも根本的に変えるところがあります。本書に述べられる事例では、心理療法の本によくあるような「その後、患者は幸せな人生を送った」式のものはほとんどありません。大半の方は亡くなって終わりです。つまり「病気を治す」「問題を解決する」という図式が認められない実践なのです。

これはどういった実践なのでしょうか。その答えは本書をこれからじっくりと読んで考えていただくしかないのですが、ここではゴールディ氏が、分析の訓練の中でスーパーヴィジョン（臨床指導）を受けた分析家のウィルフレッド・ビオンの言葉を少し長いですが引用します。これは、ゴールディ氏がマーズデン病院でがん患者を診はじめて数年経った頃に同じロンドンのタヴィストック・クリニックで行われたセミナーでの発言です。

フロイトは、「出生という際立った切断《セズーラ》について語っています。そしてそれは真実です。私は人々がその言葉に、そして奇妙にも「死」という言葉にも、非常に心を動かされるのを目にします。どちらも、それ自体、何の重要性もないものですが、避けることはできません。それらについてはほとんど何も言うことはありませんが、それらは非常に印象的です。例えば、こんな言葉を聞きます。「病院の特にこの病棟にいる人たちのお世話をお願いできますか?――彼らは末期《ターミナル》がん患者です」。末期がん。考えてみるだけで、なんと馬鹿げた言い回しか分かります。それが末期《ターミナル》だと、どうして分かるのか。何の末期だと?　何の終点か?　そして何であれ、私たちは葬式の手配やそういった性質のことについては、別に関わっていません。私たちが関わっているのは生きている人たちであり、或る特定の病棟にいる人たちの人生を、彼らが生きている間の時間、耐えうるものにするためになされるべき仕事があるならば、何かすべきことがあるということです。それは「末期癌」とは何の関係もありません。それは、これからの、まだ残されている、「いわばまだ預けて《イン・ザ・バンク》」ある人生を我慢できて使えるものにすることに、そしてなされる可能性のあることに思い悩み、できないことにはそれほど煩わされない感じ方に取り掛かる機会が与えられる、何らかの方法を見出していくことに関係しています。

時折私は、分析者に職業的な神経症があると考えます。なぜなら、なされたさまざまな失敗――私たちの欠点・罪・犯罪などなど――を見つけ出すことに多くの時間が費やされるので、それが全体の話の中でごく詰まらない部分であることを忘れるからです。私たちは疑いなく、自分の悪い点《バッド・アット》を知りたく思います――それを知ることは非常に役立ちます――が、本当に重要なことは、何が自分の良い点《グッド・アット》なのかを知ることなのです。だから、あなたが「末期」にあるとされた患者を受け持つとしても、問題は、彼が、何ができるのか？　老人科の患者には何をするのか？　なのです。

(Bion, 2005, p. 15／邦訳、一七–一八頁、訳文を一部改変)

本書を読み進んでいくにつれ、ゴールディ氏の「精神分析的心理療法」の実践はまさしくこれらの珍しく激烈なビオンの言葉を体現するものであることがわかってきます。私たち臨床家は、患者やクライエントと言われる人の、病気や問題や悪い点を治す、解決するということばかりにとらわれてしまいがちです。しかし、大切なのは、その人に残されている生そのものを大切にすること、そしてその人の「良い点」が開示されていくことであるというビオンのこうした主張は本書に示された実践の核心を構成しているように思われます。

患者やクライエントの人としての尊厳を重視する、こうした実践は、おそらくむしろ人間性心理学の実践姿勢と重なると思われます。それに対して、精神分析はそうした実践とは異なるものとみなされてきたのではないでしょうか。実際、精神分析は、人の尊厳ではなく、理論や技法を重視しがちであるというイメージがあります。しかし、本書では、ほとんど専門用語は用いられず、平易な言葉で、死につつある人それぞれの、その最後の生の姿が記述されています。そして、ゴールディ氏の実践において、「精神分析的心理療法」は、患者のために時間をきちんととって、その時間、患者の言葉に耳を傾けるという最低限の「設定」以上のことは意味せず、柔軟にそして臨機応変にその面接の枠組みも変更されています。このように、本書では、「精神分析的心理療法」の実践は、「一人ひとりの人に人として敬意をもって接し、その人の語る物語を聞いていく実践」として提示されているのです。その意味で、それは人間性心理学の実践と重なるようにも思えるのです。

このような精神分析的心理療法や心理療法実践に関する考えは、がん患者との心理臨床だけでなく、身体的に健康な人との心理療法も含めた、広く心理療法実践そのものに根源的な問題提起をしているように思います。確かに「末期」の患者は残された生が有限であることを意識し、何が重要で、何がそうでないかを明確にしていく必要があります。しかし、身体的に「健康な」人たちも、そうした「終わり」に近づいていないわけではないでしょうし、何が重要で、何がそうでないか考える必要がないわけではないでしょう。

こうしたことから、筆者の舌鋒は医療者だけではなく、精神分析のエスタブリッシュメントにも向けられます。精神分析は、精神分析の正統的なやり方にこだわり、一部のお金を払える人たちにだけそれを提供していると批判しています。筆者は、英国の国営の医療サービスの中にあるがん専門病院や総合病院で末期がんの患者に対して無料の「精神分析的心理療法」を実践することで彼が考える精神分析のあるべき姿を示しています。

ゴールディ氏はこう書いています。

慢性疾患や終末期の疾患を患っているときには、錯覚の余地がないという事実によって、通常の心理療法にはつきものの囚われや多くの苦悩からは速やかに解放されるのです。つまり、自分のキャリアやお金のこと、性的な心配事は、話し合いでは省かれることになるでしょう。**存在することの核心**そのものが熟慮の対象になり、慣習的なことはまったく重要ではありません。セラピストによるコメントが妥当であり、解釈が患者の経験に光を当て、また患者の経験によって確証が得られていくならば、心理療法の仕事は、お世辞や相互の理想化なしに進んでいきます。（本書一九一―二〇〇頁、強調は筆者）

本書は、緩和ケアに携わる心理職、がん患者のケアへの全人的なアプローチに関心のある医療従事者、そして精神分析だけではなく心理療法の専門家に根源的な問題提起をしています。著者の指摘のすべてに同意することはできないかもしれないですが、さまざまなことを考え直すきっかけになりうるでしょう。さらに、本書は、病というものによって、「慣習的なこと」ではなく、「存在することの核心」に注意を払うようになったすべての人にそれを熟慮する手助けとなるでしょう。

二〇二二年五月

平井正三

［文献］

Bion, W. R.（2005）. *The Tavistock Seminars*. Routledge.〔福本修訳（二〇一四）『タヴィストック・セミナー』岩崎学術出版社〕

目次

序章

Introduction

本書の着想は、私ががん患者たちと行った研究に由来しています。その研究は、精神分析的心理療法を、一般医療と手を携えて行うことで、死にいく患者たちが、がんに付随する痛みと苦しみに立ち向かえる手助けに大いになることを示していました。これまで死にいく患者は、病院という環境の中で、孤立させられ、挙句の果てに疎外までされています。まるでがんの衝撃と精神的打撃ではまだ十分ではないかのように、死にいく患者は「健康な」世界から放逐され、痛みを抑え、苦しみを和らげるために向精神薬や鎮静剤が投与されます。こうした薬物がいつも適切とは限りません。なぜなら患者たちは異常な精神状態を患っているのではなく、ただ正常な反応である衝撃と精神的打撃を体験しているだけだからです。私の研究が提示したのは、がんの患者と話し、その声に耳を傾けることによって、創造的で心理療法的なやりとりが、患者に新しい統合の感覚を生み出し、それまで長く続いていた葛藤を解消することを可能にするかもしれないということでした。患者によっては、人生、そしてそのがんによる終結の哲学的受容が成し遂げられる場合もあるのです。

本書『がん患者の語りを聴くということ――病棟での心理療法の実践から』は、精神科の症例ではない、がんの患者の治療の一環として精神分析の概念を取り入れた、精神腫瘍学における最初の研究です。本書は、およそ二十年近くにわたる研究に基づいて、がん治療だけでなく、がん治療という文脈で精神分析や心理療法の諸概念の応用を根源的に見直すことを提案しています。死につつある人の無意識的プロセスがどのようなものかに専念することは、この研究の際立った特徴であり、その主たる目的は（医学や精神分析の業界用語を削ぎ落とした）平易な言葉で、精神的事象と生理的事象の関係性について新しい洞察を提供することでした。

　私は王立空軍に入隊してパイロットになるために、大学の心理学科を中退しました。復員後に、医師の資格を取得してからロンドン大学大学院で訓練を受け、国民保健サービス[†]（National Health Service: NHS）におけるコンサルタント精神科医と精神分析的心理療法士の資格を得ました。精神科医としての研修は、モーズレー病院の精神医学研究所で行い、デニス・ヒル卿の指導のもと神経生理学の研究をしました。この研究は、てんかんの小発作の患者について心理学的観察と精神分析的面接を組み合わせたものでした。私は『国民保健サービス精神分析的心理療法学会ニュースレター』（*Association of Psychoanalytic Psychotherapists Newsletter in the National Health Service*）の共同編集者になり、ミドルセックス大学とタビストック・クリニックで、遺族と終末期の患者のケアについて体験型の修士課程を創設しました。私はさまざまなテーマについて幅広く論文を書いてきましたが、私の研究のほとんどは催眠とトラウマ、てんかん、乳児期の睡眠パターン、頭蓋内雑音、神経生理学領域における注意と不注意などを含む、心的事象と心理社会的事象との関係性に関するものでした。私はロンドンの精神分析協会で精神分析の訓練を受け、そこでハンナ・シーガルやウィルフレッド・ビオンにスーパービジョンを受けました。彼らは、重症患者へのアプローチについて私の思考を大いに刺激してくれました。

　本書の素材は、もっぱら、がんの患者に実施した研究に由来しますが、その概念化や構成は、ジェーン・デマレとの協働の成果であり、医学的に例えると、助産婦が赤ちゃんの出産を手助けするように、彼女は本書の誕生を大いに助けてくれました。彼女は、ロンドン大学のゴールドスミス・カレッジの英語比較文学科で教鞭をとっており、精神分析の論文の編集者であり、直近の協働は摂食障害に関するもので、ジアナ・ウイリアムスとポール・ウイリアムスとケント・レイベンスクロフトと編集した『受け入れることの寛大さ』（*The Generosity of Acceptance*）（Karnac, 2003）という表題の二巻本があります。彼女はハーマン・メルヴィルの一八五三年の作品『バートルビー』における拒食症と消極的抵抗についての論文を書いており、十九世紀の文学や視覚芸術についてのさまざまな書籍やエッセイや論文の執筆や編集をしています。私が個人的に管理していた臨床記録や論文をジェーン・デマレが集めて書籍として構成してくれたおかげで、本書の構想が実現されたのです。

一人ひとりの患者のプライバシーを保護し、がんケアをめぐる課題をわかりやすい言葉で伝えるために努力を惜しみませんでした。本書に登場する臨床素材は、大抵は短いものですが、ときにはより細部にわたっています。こうした症例記載は、症状や予後のパターンが載る医学書で提示されている臨床記載と同列にはできないでしょう。むしろ、本書の臨床素材は、死にいく患者の声に耳を傾け語り合うというダイナミックなプロセスと、他者を救おうとする多くの患者たちの勇気を描き出そうとしているのです。

本書の精神分析的心理療法の仕事のほとんどはロンドンでなされ、主にロイヤル・マーズデン病院腫瘍学研究所で行われましたが、ハマースミス病院産婦人科学研究所と耳鼻咽喉科病院の耳鼻咽喉科学研究所でも実施されました。腫瘍学研究所は、年齢やがんのタイプを問わず、検査と治療をする専門施設で、豊富で多様な臨床素材を提供しています。そこで私は、病院という環境の中でがんを患う子どもや若者、大人と話しながら、患者のケアという考えを発展させました。ここに提示した患者との語らいの報告では、がんの論文

---

†（訳注）英国は第二次世界大戦後、医療を国営化し、国民保健サービスに統合した。

では初めて、精神分析的心理療法のもたらす特有な関心やケアが、死にいく患者に誇りと自尊心をもたらし得るだけではなく、がんに伴うさまざまな身体的局面において主導権を持てるような力を付与できることを描き出しています。

モーツアルトは、一七八七年に父親に宛てた手紙で次のように綴っています。

死は（厳密に考えて）われわれの一生の真の最終目的なのですから、私はこの数年、人間のこの真の最善の友ととても親しくなって、その姿が私にとってもう何の恐ろしいものではなくなり、むしろ多くの安らぎと慰めを与えるものとなっています！　そして、神さまが私に、死がわれわれの真の幸福の鍵だと知る機会を（私の申すことがおわかりになりますね）幸いにも恵んでくださったことを、ありがたいと思っています。私は（まだこんなに若いのですが）もしかすると明日はもうこの世にはいないのではないかと、考えずに床につくことは一度もありません。[*1]

死に至る重篤な病を前にして多くの患者は、脆く無力であり、「死の事実」は多くの人々の心の片隅に追いやられています。とても多くの「援助職」の人々自身が死を恐れ、患者の中には勇気や強い意志を持つ人がいることを認識できないでいるのです。こうした援助職の人は、自分の状態を恐れない患者を避け、自分たちがケアしている患者に死に対する自分自身の不安や恐怖を投影することがあります。患者が病によって苦しめられるのではなく、病に向き合うことを手助けできる医師や看護師は、私たちの病院にはあまり見かけません。

医師は身体を診察し、症状と兆候の組み合わせから、状態像と他の既知の疾患症状との関連性を診断します。この医学的診断のプロセスにおいて、医師は一人ひとりの人について考えることから離れて、疾患の一般的経過へとその関心が向かってしまいます。つまり医師は、患者一人ひとりが何を感じどう考えるかではなく、病気の進行だけに関心を払うことになってしまいます。疾患がこころに致命的な影響を与えている、がん患者にとっては、身体的な治療や痛みの緩和だけでは限界があるのです。

精神分析的心理療法の訓練を受け、臨床経験を積んでいる精神科医として、私はすべての患者にひとりの人として臨みました。事前情報はまったくありませんでした。面識はなく、生育歴もまったく知りませんでした。年齢や状態像、支払い能力によって拒むことなく、がん患者なら誰でも治療しようとしました。私は病院で、多くの場合ベッドサイドで自己紹介し、できるだけ長く患者と関われるように手配しました。ひとりの患者との面接時間は（可能であれば、一日おきに）、おおよそ一時間かけました。私は患者に思いついたことは何でも話すように頼み、話したことの全ては、完全な守秘義務事項として取り扱いました。セッションの内容は、院内のカルテや他の医師への手紙には記録されませんでしたが、こうした患者との面接記録はていねいに書いていました。それが本書の基礎資料となっています。

本書は、がん患者への心理療法的援助のもっとも重要な側面についての論考です。本書では、がんが個人にもたらす多様な心理的影響、そして家族や社会一般への複雑なインパクトを強調しています。本書の重要な主張は、病院における治療やケアが、疾患から来る患者の身体的苦痛だけではなく、精神的苦悩にも注意を払うような、相補的で統合的な多職種協働に基づく必要があるというものです。本書は、がん患者に対するより全人的《ホーリスティック》なアプローチを提唱し、啓発や訓練や財源を通じて、この領域に専門家たちが注力できる方法

＊（原注）1　*The Letters of Wolfgang Amadeus Mozart.* translated from the collection of Ludwig Nohl by Lady Wallace, Boston, 1864, pp. 221-222.〔柴田治三郎編訳（一九八三）『モーツァルトの手紙（下）――その生涯のロマン』岩波書店、一二四頁〕

を提案しています。

本書のもっとも重要で革新的な特徴は、病院で、がんに立ち向かう一人ひとりの援助に精神分析的心理療法に基づいたアプローチを応用するという新しい考え方です。これは既存の緩和ケアの通説への挑戦であり、病院という臨床現場で、精神分析の原則や方法をうまく応用させる可能性を指し示しています。がん患者に精神分析的な関心が向けられるべきだということには、ほとんどの人が賛同してくれるでしょうが、精神分析は、古典的な形では「普通の」人には手が届かないので、多忙な病院内でそれが実現できると信じる人はまずいません。精神分析は、まだ普通の人のものにはなっていないのです。つまり訓練や治療として精神分析を受ける余裕のある裕福な人々のためであって、これが不快な不公平さに繫がってきます。もし精神分析が一般大衆のものであれば（そして最近の研究では、特定のグループの人々において目に見える成果を出していますが）[†]、その網をもっと幅広く投げるべきです。医療において、その目標は、これまでもそして今も、医療の助けを必要とする人々を見つけることです。そしてそれは「慈善は組織された公正さの代わりにはならない」[*2]というNHSの運動を推し進めてきた人々にとっては、自明の理でした。精神分析の提供がもっと多様で公正になるためには、現在対象としているクライエントの幅の狭さを拡げていくために、特に主要訓練機関が力を合わせて努力しなくてはなりません。精神分析や訓練機関にありがちな宗教的なやり方はやめて、通常の訓練のやり方を実現するべきです。これができなければ、精神分析を、無料ですべての患者を治療する国民保健サービスの病院の中に統合していくことはできません。

一部のクリニックや精神分析訓練機関などが自分たちの社会的役割や社会的イメージを扱う際にみせる修道院のような尊大さが、エリート主義で排他的、搾取的、そして、（おそらくもっとも辛辣な）自己満足的だという精神分析に対するステレオタイプのイメージをもたらした大きな原因でした。[*3]これによって、一般大衆は、精神分析とは本当はどういうものかについて、混乱した理解をもつようになりました。現代精神分析は、大多数の人々にとって無縁で、無関係なものになっており、階級の問題、アクセスしやすさの問題、説明責任の問題は大きな課題となっています。そしてさまざまな人を援助する専門家としての義務についてはかなり改善がなされてきましたが、それでもまだまだなすべきことは多くあります。

　がんケアをテーマにした書籍や論文はたくさんありますが、大抵は、「緩和ケア」のような特定の側面や、認知行動療法のような特定の心理学的アプローチに重点が置かれています。[*4] しかしながら、精神腫瘍学と言われているものに関するもの、つまり、がんの患者や家族の情緒的反応についての研究、心理的要因、行動的要因、そして社会的要因が罹患率や死亡率に及ぼす影響についての研究は概してほとんど発表されていません。[*5] ここ最近では一九九九年に、『精神医学報』（*Psychiatric Bulletin*）で、チャールズ・モンゴメリーが、病院内に心理社会的介入を取り入れることを推奨しましたが、この分野で必要な研究や訓練はまだ開発途上

＊2　一九五八年の英国下院における、国民保健サービス（ＮＨＳ）についてのアナイリン・ベヴァンの最後の演説より。

＊3　Garza-Guerrero, C.（2004）による *International Journal of Psychoanalysis*. **85**, 3–25. 掲載の挑戦的な論文 Reorganisational and educational demands of sychoanalytic training today: Our long and marasmic night of one century（「今日の精神分析の訓練に求められる再編と技能——長き消耗する暗黒時代の一世紀」）を参照。

＊4　Ellershow, J. & Ward, C.（2003）による *British Medical Journal*, **326**, 30–34. 掲載の Care of the dying patient: The last hours or days of life（「死につつある患者のケア——人生最後の日々、あるいは残された時間」）を参照。

＊5　もちろん Holland, J. & Watson, M. 共編の *Psycho-Oncology*（『精神腫瘍学』）があるが、これは専門家を読者とした学術雑誌である。

†　精神分析的心理療法の効果研究などを指しているものと思われる。精神分析的心理療法は、認知行動療法（ＣＢＴ）と比べて遜色のない治療効果があること、そしてＣＢＴには見られない治療終結後の症状の持続的改善効果（sleeper effect）があることが見出されている。Shedler, J.（2010）. The efficacy of psychodynamic psychotherapy. *American Psychologist*, 65（2）, 98–109.

なのです。

がん患者との心理療法に精神分析の着想を応用する実践例は、ほとんど皆無に近く、入手可能であった研究は古びたものであり、分析家の逆転移経験をめぐるものばかりです。[*6] がん患者のメンタル・ヘルスが問題になった一九七〇年代以降も、その力点は、苦痛の予防やがんというトラウマへの対処力を強化することに置かれる傾向がありました。このテーマについて、注目に値する研究は米国で出版されてきました。特に注目すべきは、がん末期の患者の一人ひとりの物語を詳述したB・カイザー（Keizer, B.）の研究『D氏と踊ること――生と死の記録』（*Dancing with Mister D: Notes on Life and Death*）（Doubleday, 1997）と、そしてがん患者への力動的なタイプの心理療法での治療について書いた唯一の人であるローレンス・ルシャン（Le Shan, L.）の『君は自分の人生のために戦うことができる』（*You Can Fight for Your Life*）（Evans & Co., 1977）や『がんは人生のターニングポイント』（*Cancer as a Turning-Point*）（Dutton, 1989）です。

本書の各章では、がん患者との臨床におけるさまざまな側面を取り扱っています。第1章「がんを患う最前線」では、兵士とがん患者との間の類似が指摘されます。こうした人々は、同じように「自己の消耗戦」と呼ばれるものによって、社会の中で疎外され、汚名を着せられているのです。この章では、人はがんの診断を受けると同時に、その人が持つ、人生がどのようなものであるかという感覚が、その中に含まれる人生に関する妄想的な考えともに、剥ぎ取られていくさまを描写しています。診断を告知されるという出来事は、まさしく「破局」をもたらすのです。物事の秩序や体制が転覆され、患者の内的世界観が劇的に変化していきます。この章は、がんの身体的な治療の際に、心理的要因を考慮することを提唱します。それは、第一次世界大戦後のW・H・リヴァーズの革新的なアプローチのように、苦しんでいる人を犠牲者ではなく、死に直面してもその状況を受け入れることができる人《ストイックス》とみなす視点を持つべきであるということなのです。

第2章「がんと心理療法の試み」では、病院という環境下でがんの患者に提供される心理療法の実践と、料金を支払いカウチで五十分横になる開業設定での実践との違いについて論じています。病院での心理療法のやり方は、病院の一般的なやり方と対比されています。セラピストと患者に割り当てられた面接時間は、どんな医師と患者の診察時間よりも長くなっています。それはベッドサイドであってさえ、個人情報は保護されていますし、慌ただしい病棟のただ中にあって、病棟スタッフはセラピストと患者を邪魔しないようにして、そのプロセスに敬意を払います。

第3章「がんが病院の対人関係に及ぼす影響」では、病棟スタッフと患者の関係性、そして病院の外側の世界へのがんの影響が考察されています。人はがんと診断されると、コミュニティで確立されていた自分の感覚を失う傾向があり、病院の中では取るに足らない人になってしまいます。この種の社会的疎外によって、患者は、絶望しやすくなり、結果として病院内外の人間関係は深刻に蝕まれるのです。

第4章では、特に心身のさまざまな領域の心と体をめぐるがんの問題を扱います。そして、さまざまな形態のがんとそれらが身体のさまざまな部分だけでなく体のとらえ方へ及ぼす影響について述べていきます。自己認識とこころの状態との関係性を探索し、がんへの反応に対する年齢の影響、頭頸部領域のがんと頭部以外の身体のがんとの対比など、さまざまな要因について論じています。人生の長きにわたって影響のある血液やリンパ系のがんの診断は「固形」のがんと比較され、長い結論部分では、婦人科がんの影響に紙幅を割いています。

体の痛みや鎮痛は、がんに関連する重要な問題で、医師と患者の話し合いでは主要かつ唯一の話題になるかもしれません。通常、体調について不安なく話し合うことは、ほとんどありえません。精神分析的心理療

＊6　Joseph, F. (1962) による *Psychoanalytic Review*, **49**, 21–34. 掲載の Transference and countertransference in the case of a dying patient（「終末期の患者の事例における転移と逆転移」）を参照。

法を通してこころの痛みを軽減することで、結果的に、身体的な痛みや不快感についての心配を軽減できる可能性があります。第5章「こころに強い影響を与える痛み」の中で、私は、患者とがん専門医の両方の視点から、痛みの知覚と統覚、そして痛みへのさまざまな反応という心理学的領域を検討します。第6章「恐怖とトラウマ――真実を知らされるとき」は、がん患者と関わる際の真実の役割と機能についてです。これは私の論文「患者に伝えるという倫理」（The Ethics of Telling the Patient）（初出は一九八二年の『医療倫理誌』〈*Journal of Medical Ethics*〉）をもとにしていて、告知される際のタイミングと周囲の環境が聞く側に、大きな違いを生みだすことを論じています。

第7章と第8章では、私が国民保健サービス（NHS）で働いていた経験と「総合」病院で患者の治療をしていて生じた特有の問題にあてています。第7章「NHS『総合』病院における精神分析的心理療法」では、ロンドンの三つの教育病院での心理療法的介入の有用性に焦点を当てており、最終章である第8章「病院におけるグループ・プロセスを検討する」では、がん患者に囲まれて仕事をしていると、ケアする側にも予期せぬ影響があることが示されています。医療的に言うと、治療の失敗率が高いということがあります。「回復する」喜びは稀で、こころの底に徒労感を抱きながら、さまざまな治療法を採用するなかで、本来の任務から注意をそらすライバル意識や、統計への拘泥が生み出されるかもしれません。第3章で述べるように、総合病院においては死にゆく患者は取るに足らない存在になっていきます。死に関連して孤独や遺棄というファンタジーがある一方で、死にゆく人間は疎外されていく傾向があります。重病患者との語らいは、特別の性質を持つものでなくてはなりません。それは「ありきたり（ordinary）」ではいけません。しかし多くの場合、医師は、大切なひと時（extraordinary time）をかけがえのないもの（extra-ordinary）にする方法を知りません。この最後の章では、患者と医療従事者との特別な語らいを検討して、がんという限られた状況の中で、その価値が明確になるような特別な訓練を導入することの必要性を提唱しています。

本書は、重病の人々への根本的に異なるアプローチを提案しています。本書は、がんやその他の深刻な病気の重病患者が、いかに心理的にネグレクトされているかにこころを痛めている人々のためのものです。がんは、私たちすべての人生に何らかの形で影響を与えています。最近の研究によると、毎年二十三万人以上ががんと診断され、全死亡者の四分の一はがんが原因です。[*7] これまで社会は、がんに関して、現実から目をそらせてきました。がんは身体医学の領域であり、決断を下すのは医師に委ねられてきました。しかしながら、がん患者は、個人的な災厄、人生をズタズタにされる惨劇の犠牲者なのであり、その結果「健康な」他者から孤立させられているのです。私が言いたのは、こうした人々には、身体医学を補完するやり方でのアプローチをするべきだということなのです。決して彼らを一人ぼっちにすべきではありません。ひとりの人生でもっとも重要な終焉のこのときは、他者の配慮をもっとも必要としているときなのです。そしてこれが心理療法の務めなのです。

＊7　Zosia Kmietowicz による二〇〇四年三月二十七日の *British Medical Journal*「短報」掲載の、Palliative care services should have higher priorities, says NICE（「緩和ケア業務は、もっと優先されるべきだと NICE〈英国国立医療技術評価機関：National Institute for Health and Care Excellence〉がいう」）という記事を参照。

第1章　がんを患う最前線

In the front line with cancer

がんが見つかることで、正常な個人は異常な病院の世界へと押し込まれます。それは、人間性を奪われる過程、つまり、個性が失われる過程なのです。ドレスやスーツは、簡素な入院着に取って代わり、ガウンを着ることによって個人が、特徴のない人になり、個人の名前よりも大事な番号を割り振られた「患者」になります。そして、無力にさせられ、「患者でない人」の世話になります。病気になると、病院に入院し、別世界に入っていくのです。そこでは、定型化された質問に対する答え以外は、だれも本当には耳を傾けないのです。がん患者が最初に苦しめられるのは、診断と日常生活からの断絶によってもたらされる、一種の砲撃《シェル》ショック†のようなものです。がんは、少なからぬトラウマ（心的外傷）を生じさせているのです。

本章で、私は、がん患者との臨床を、戦争状況で最前線にいることに例え、また、がんになることを、砲撃《シェル》ショックの症状になることに例えようと思います。第一次世界大戦中の兵士が、心理的トラウマに苦しんだにもかかわらず、それが一切かえりみられなかったのと同じように、がん患者の精神状態が無視され続けているということを論じていきます。精神分析的心理療法は、病院という状況にいる患者にとって、重要な介入です。そして、本章の後半で示す症例では、苦しんでいる人が、語りはじめ、耳を傾けてもらう人が、変化する様子が描かれています。創造性の解放を経験する患者もいれば、考え方を変えることができ、人生のもっともつらい時期においてさえ、他者への気配りを見せる患者もいます。

自己の消耗

トラウマに対する心理的反応の初めての観察は、第一次世界大戦中に行われ、最も有名なのはW・H・R・リヴァーズによるものでしょう。[*1] 当時、それまでだれも経験したことのないような悲惨な状態におかれている人がいました。リヴァーズは、自分の患者たちにみたことが、フロイトの著作で読んだこととほとんど同じだと気づきました。その時代、心的プロセスを体系的に研究してきた唯一の人がフロイトだったのです。リヴァーズは、戦争トラウマの観察のなかで、検討を要する難しい道徳上の問題があることを見出しました。兵士たちを「良く」なるようにするということは、何を意味したのでしょう。医療的には、彼らがトラウマを受ける以前の状態に戻るよう手助けすることですが、軍事的には、彼らの発症を生み出したまさにその状況に戻すことといえます。これら二つの目的が、彼の心の中でぶつかりあいました。

カール・メイ（May, 1998）は、モラン卿（Moran, 1945）の『回顧録（Memoir）』を引用し、一九一四–一九一八年の戦時中の兵士たちは、迅速に潔く死ぬことは恐れないけれど、大規模な無作為の砲撃をうけたときには、うまく対処できなかったことを描いています。それは耐えがたいものであったのです。それはあ

＊1　Barker, P. (1993). *Regeneration trilogy: The ghost road, the eye in the door and regeneration*. Harmondsworth: Penguin. を参照。

†　シェル・ショック（shell shock）は、戦争神経症の別名。後述されているように、第一次世界大戦中に兵士に頻発した、砲弾（shell）などによるトラウマ性の精神症状を指し、今日、ＰＴＳＤ（心的外傷後ストレス障害）と呼ばれるものに相当する。本章で触れられているリヴァーズの仕事については、アラン・ヤング（著）中井久夫ら（訳）『ＰＴＳＤの医療人類学』（みすず書房、二〇一八）に詳しい。

まりにも受け身的な状態でした。メイは次のように語っています。

勇気は、もちろん、戦闘員がそうあるように期待されていました。しかし、勇気そのものの概念が変わったのです。つまり、英雄的な行動から、禁欲的な忍耐力や無力感への適応へと変わったのです。西部戦線の兵士個人は、どんな成果にもほとんど影響を及ぼさないように見えました。そして彼の行動は、ほぼランダムに全滅していく集団の中にあって、そのメンバー同士の関係においてのみ、意味をなすようになりました。個人は、身体的、精神的な苦難が、数週間、数カ月間見込まれ、その後に、成り行き任せで、虚しく、おぞましい死に直面したのです。[*2]

しかし、一九一六年の『ランセット（*Lancet*）』誌において、戦争における本当のトラウマは、「身体的でなく精神的」なものであると主張したのは、解剖学の教授で、マンチェスター大学の医学部長であるエリオット・スミスです。彼はそれを、「砲撃ショック」ではなく「戦争疲弊（war strain）」と呼ぶべきであると論じています。そして、「それは周りの人々の死によって自分自身の死の恐怖を常時思い知らされるというひどい不安にさらされることによって苦しむ『自己の消耗』である」と述べています。[*3]彼は、戦争時、人は、誰も経験したことのない状況にさらされることに気づきました。戦争は、大多数の人々から日常生活を奪い、別世界へと、すなわち忌まわしい切断と死の世界へと追いやるのです。これは、がん患者の病棟、とりわけ、「終末期病棟」にも当てはめることができるでしょう。がん患者もまた、彼ら自身が、死を迎える成り行き任せのプロセスの、無力な犠牲者になると感じていますし、私が病院で働き始めたとき、私の同僚はひどい苦しみにある患者を紹介してきたので、私はリヴァーズのように、私に何を期待しているのだろう、と不思議に思いました。私は患者を「良く」すればいいのだろうか。「良く」なるとはどういうことなのだろうか。

もし、彼らが彼らの身体状況にもかかわらず、元気で幸せになれば、それは成功した治療といえるのでしょうか。医師でありかつ心理療法士でもある私は、どのようにして患者を助けたらよいのでしょう。良い治療効果を得るために、この二つのアプローチをどのように統合したらよいのでしょう。

手術と化学療法によるがんの治療は（皮肉にも、最初の化学療法の薬品のひとつは、第一次世界大戦で使用されたマスタードガスです）、病気の経過を変え、患者の生存期間を延ばしました。この治療では、それ自体がストレスと緊張を生み出すにもかかわらず、治癒の保証はされません。これはまさしく、「砲撃ショック」の情景の記述と重なります。それは、深い絶望にあり、口がきけず反応できなくなる、若いがん患者の姿にもつながるのです。モラン卿が『回顧録』のなかで、口がきけなくなり、無気力になって、のちに自殺する兵士のことを描いています。モランは、最初のうち、その兵士のことをほとんど気にしていなかったと告白しています。その兵士は、明らかに死を恐れていませんでしたが、塹壕に耐えることができず、さらに悪いことに、塹壕内では、仲間からの臆病者という告発や不名誉に苦しんでいました。モランは、この自殺した兵士への自分自身の反応を記述していますが、それはこうした反応を起こす兵士の心的状態に対する（控えめに言って）理解がまったくないものでした。[*4] 彼は、それが、臆病な下級階級の人の特徴によるものであって、将校の階級の人の特徴ではないと考えたのです！　のちに彼自身が近距離の砲撃を経験して、彼は苦しむ兵士により共感的になりました。直接、戦場の「消耗」を体験して、**彼自身も**「砲撃ショック」のすべての症状に苦しむことになったのです！

＊2　May, C. (1998). Load Moran's memoir: Shell shock and the pathology of fear. *Journal of the Royal Society of Medicine*, **91**, 95-100.

＊3　Smith, E. G. (1916). Shock and the soldier. *Lancet*, **2**, 813-817.

＊4　Smith, E. G. & Pear, T. (1917). *Shell shock and its lessons*. Manchester. Manchester University Press, p. 2.

がんという「砲撃《シェル》ショック」

リヴァーズが関心を寄せていた砲撃ショックの「治療」につきまとう疑問は、がん患者の治療にも当てはまります。私がみた多くの患者は、悲惨で、解放されない苦しみの渦中にいました。多くのケースでは、患者の状態は、悪化していき、治療はやめられていきました。ときには、効果の見込みのない、形だけの治療が始められました。私は「最前線」に患者とともにあるという点で、リヴァーズとは異なる立場にいました。そこでは、患者を苦しめる病気や治療や無力さという砲撃を避けることは不可能だったのです。

死や死ぬことにまつわる空想は普遍的なものであり、それは病院における死にゆく患者に対する態度の多くについて理解するのに役立ちます。隔離は、常に恐れられている手段にもかかわらず、死にゆく患者を隔離し、端っこの個室やカーテンで囲われたベッドを使って隠すというのが私たちの慣行なのです。私たち自身の死に対する態度が、どのように人をケアするのかに影響するのです。一九一五年に、フロイトは「戦争と死に関する時評」で、私たち自身の死を想像することの難しさを述べています。彼は戦争を次のように描いています。

死に対するわれわれの態度は、決して率直なものではなかった。人が聞いているときには、われわれはもちろん、進んで主張したものだ。死はあらゆる生命の必然的な結末なのだ、と。われわれは誰しも、自然から死を負わされているのであり、その負債を支払う心構えをしておかなければならないのだ、と。要するに、死は自然であり、否定することも避けることもできないのだ、と。しかし、実際には、われわれは、あたかもそうではないかのように振舞ってきた。われわれは、死を脇へと押しやり、死を生から締め出そうとする傾向を、まぎれもなく示してきたのである。われわれは、死を黙殺しようと努めてきた。われわれは、次のような格言さえ持っている。「物事は、死について考えるように考えるべし」。これはもちろん、自分の死について考えるように、ということである。自分自身の死というものは、どうしても思い描けないものである。何度も思い描こうとしてわかることは、それについてわれわれは、本当のところ、傍観者にとどまり続けるということである。そこで、精神分析学派において、あえて表明することができたのは、こういうことである。すなわち、根本のところでは、誰も自分の死を信じていない。あるいは同じことだが、無意識においては、われわれはみな、自分の不死性を確信している。*5

(Freud, 1915/ 邦訳、一二三–一六六頁)

第一次世界大戦から八十年後に、兵士たちが臆病さゆえに銃殺刑に処された例がすべて再調査されました。彼らは臆病ではなく、集団の責務と、戦争状況に対する制御不能の嫌悪感との狭間で内的な葛藤状態にあり、それによって麻痺させられていたと認められました。リヴァーズは、砲撃ショックの犠牲者に関する業績を通じて、緘黙の兵士を、意識的に話すことを拒否しているとみる一般的な見解に異議を申し立てていました。そうではなく、悲惨な状況によって生み出された、内的葛藤状態の犠牲者であるという、もっと共感的な姿勢を彼はとっていたのです。

---

*5 Freud, S. (1915). Thoughts for the times on war and death. In S. Freud (2001). *Standard Edition Vol.14.* pp. 289-300.〔田村公江訳(二〇一〇)「戦争と死についての時評」新宮一成・鷲田清一・道籏泰三・高田珠樹・須藤訓任編『フロイト全集14』、岩波書店、一三三–一六六頁〕

総合病院における心理的トラウマへの注目

総合病院において、身体的プロセスへの心理的な力の影響は、通常は認められていません。なぜなら、誰もそれらを理解していないか、患者**全体**の治療にそれらをどう使うかわからないからです。そこには、また、「こころのプロセス」に配慮することへの嫌悪感もあります。身体的プロセスの知識に精通している人々は、自分の知っていること（それはまた彼らがコントロールできることでもありますが）にとどまるのです。私の「言葉だけ」の医療装備は、痛みを治療する内科医や麻酔科医の資源や、「スキャン」、ＭＲＩ、ＣＴ、その他の設備（主に診断と放射線治療のレントゲン機器）を備えている近代的な病院のハイテクな世界と比べて、見栄えのするものではありませんでした。しかし、これは、話したり耳を傾けたりすることの癒しの特性の重要性を切り捨てており、身体への感覚入力の影響をなくしたり和らげたりする、未開発のこころの力を視野に入れていません。がんの診断そのものが、生理的・心理的な痛みを生み出し、それが痛みと衝撃を引き起こし、ときにそれらは同時に経験されるのです。

がんによるトラウマの場合、精神分析的心理療法における患者と医師の関係が直ちに形成されますが、それは、ごく早期の原初的な関係です。つまりそれは、防衛や見せかけが剥がされた関係で、かなり早期の親子関係に似ています。気づいておくべき重要なことは、それはトラウマ的な状況から生じているのであって、医師や看護師の特別な特徴からきているのではないということです。患者ががんと告げられた後、主治医には権限が与えられ、慎重に行動する責任が生じます。医師は万能感から、患者は極端な受動性から、患者も医師もともに不安定な状態です。患者にとっての痛みの意味、つまり患者が痛みをどのように感じるかは、めったに議論されません。患者は、この痛みが残りの人生ずっと続くのだろうか、痛みを緩和することで、世界の感じ方にどのような変化が起こるのだろうか、と問うかもしれません。これらの問いに対する答えは、直接、生体機能に影響を及ぼすかもしれませんが、たいていの場合、患者は質問する機会を与えられないのです。

無意識的な思考プロセスを理解しようとしたり、患者がそれを理解できるよう手助けしたりする仕事は、精神分析家の職域です。そしてそれを探求していく実践こそ、深いこころの痛みと苦しみを軽減するのに、もっとも適しているということを示すのが本書の狙いです。

これから示す症例記述は、私がコンサルタント精神科医として、おもに、ロイヤル・マーズデン病院、そして（より頻度が少ない勤務であった）王立国立耳鼻咽喉科病院、ロンドンのハマースミス病院にある産科と産婦人科の研究所で出会った、何百人もの患者から選んだ症例です。

心理療法の「プロセス」

心理療法の「プロセス」は、それぞれの患者にとって「純粋」な探索プロジェクトです。患者も治療者も、真実の追求の先に何を見つけるのか知りません。それは、たとえば不安から解放され、恐怖が減じ、死の「受容」を生み出すといった目的があるような「作為物」ではありません。そこには、あらかじめ明確にされた目的があるわけでもなく、約束があるわけでもありません。手術やその他の治療によってがんを除去された後であれば、心理学的な事態は完全に異なります。こうした患者の苦悩は今や、差し迫った死や痛みのために生じているのではなく、人生を楽しむために、多くが失われているために生じているのです。すっかり健康だと感じていた患者は、がんが見つかり、そして治療をした後にもはや健康だとは感じなくなることがあります。治療は、患者の人生を荒廃させうる変化を生むのです。たとえば、精巣がん男性患者は、去勢された感覚を持つでしょうし、生殖器のがん治療によって不妊となった女性は、女性性の喪失を感じるかもしれません。外科的手術によって頭頸部のがんを除去することで、喉頭や食道、あるいは舌を失い、通常の会話の手段が奪われることになるかもしれません。要するに、これらはみな、患者にとって当たり前だったことをひっくり返してしまい、彼らの世界は何もかもがさかさまになってしまうのです。

声をなくして生きていくこと

ある日、私が回診でナースステーションを横切ったとき、勤務中の看護師が「患者さんを診てくれませんか。素敵な女性ですよ。二番目のベッドにいる方です。彼女が行ってしまう前に」と言いました。そこには、「難しい」とか「神経質」とか、落ち込んでいる、というような含みは何もありませんでした。ベッドのそばには、健康でおしゃれな身なりの女性がカバンを閉めて、まさに出て行こうとしているところでした。彼女は、この広い病棟で、覇気なく青ざめてベッドに寝ている調子の悪そうな患者たちとはまったく違っていて、目立っていました。口の動きで、彼女は私のあいさつに応じました。そうして私は自分がなぜここにいるのか、彼女に何が起きたのかを知りました。がんはなくなりましたが、彼女の喉頭もなくなったのです。のちにわかったことは、がんが食道にでき、喉頭も食道も除去されたということでした。彼女の人生と人生を謳歌する力が、それらとともに消えてしまったのでした。

彼女は、息を吐きだして言葉に変え、かすかなささやき声でしゃべりました。彼女は声を失っていました。というのも、ほかの食道発声を使う喉頭摘出術患者と違って、彼女は空気を飲みこむことができなかったのです。食道および喉頭の部位のがんを除去するには、それを含む構造を切除する必要があります。それらの構造なしの人生は、想像しがたく、トラウマティックな経験となります。彼女は、この手術をすればどうなるかを十分に理解していませんでした。彼女ががんについて知ったとき、彼女が真っ先に心配したことは命を守ることであって、いかにその後の人生を生きるかではありませんでした。

働いていたとき、彼女は自分の顧客と電話で話すのが仕事でした。聞き取れるような話し方ができなくては、仕事にならなかったのです。食道の代わりに、今では胸の皮膚の下に、大腸の一部が通っています。大きなゴロゴロいう騒音がいびつな胸からしてきて、彼女は目が覚め、自分の枕に胆汁のしみを見つけるのです。誰ともベッドを共にできないと彼女は感じていました。彼女は誰かと付き合うことも、セックスもできそうもありませんでした。彼女は、人生の喪失、自分らしい生活の喪失に苦しんでいました。彼女は、もっと骨を折らずに話す方法を見つけない限り、心理療法はできないと感じていました。私は、筆記による会話の心理療法に価値があるだろうと考えました。それが生きがいのある生き方を見つけるための「ブレーンストーミング」として使えるだろうと思ったのです。彼女は、自分の人生にまさかこんなことが起こるとは夢にも思っていませんでした。しかしながら、その時点で彼女は、絶望の淵におり、何も自分の助けになるとは思えませんでした。

自分自身の人生を生きることを学ぶ

乳がんになったある若い女性は、当初、自分の人生において、あらゆることに対してしてきたように、がんに対してもコントロールや対処ができるだろうと、何の疑いも持ちませんでした。彼女は、人生で起こりうるどんな事態にも、うまく対処できるだろうと感じていました。がんと診断されるまで、この信念を揺るがすものはなにもありませんでした。彼女は乳房切除術を受け、息をつく暇もなく、以前と変わらず、忙しい職業生活と家庭生活を続けました。二年後にがんが再発し、何にでも対処できるというのは空想であることが露呈したのです。彼女は家族のかなめでした。夫と二人の幼い子ども、二人の年配の身内の世話をして、同時に専門的職業に就いてフルタイムで働いていました。がんが再発したとき、彼女は困惑させられました。なぜなら、彼女はがんに「勝った」と信じていたからです。彼女は「がんが再発してしまいました。私は負けてしまったんです。私は死ぬんです！」と言いました。彼女は、話すことに意味がないと感じていました。彼女は、不屈の人であると自分の「扶養家族」に思われてきた人でした。しかし、彼女は、以前はどんな困難も克服することができたけれど、今や完全に無力でした。私は、彼女がおかれている状況をみていく方法として、心理療法を提案しました。彼女は、自分の状況を、誰かがどうにか助けてくれるなどとは想像できませんでしたが、それにもかかわらず、彼女は私の申し出を受け入れました。彼女は退院し、数カ月間、心理療法のために毎週私に会いにやってきました。彼女は、自分が自身の考え方で苦しんでいることに、すぐに気がつきました。彼女は、再び自分が人生のすべてをコントロールできると信じなくてはならなかったのでした。私たちがした仕事は、建設的で興味深いものでした。彼女はすばやく洞察を得ましたし、私たちが、可能な限り続けていけることを理解しました。そこに不安や恐怖はなく、終結近くの面接で、彼女は、心理療法の経験に言及しながら、「何を差し置いてもこれを休みたくなかった！」と言いました。彼女は、人間関係のすべての見方が変わり、自分の内部の要求によってのしかかっていた重荷から解放されたと感じられるようになりました。なにか良いもの、肯定的なものが、病気から生じたのです。彼女は、内的な拘束衣による束縛から解放されたことを、価値あるものと感じていました。彼女は、統合され独立しており、自分自身の人生を生きていたのです。

この女性の反応は、私が、高齢の兵士たちから、一九一四－一九一八年の戦争での経験について聞き取ったインタビューにそっくりでした。たとえこれらの経験が辛かったとしても、彼らはきっと「絶対に、これをしてきてよかった！」と言うでしょう。彼らは想像を絶する状況に耐え続け、最後には生き残れることを見いだしたのでした。また彼らは、塹壕での仲間との経験はかけがえのないものであると言いました。そしてそれもまた、ある意味、思いもしなかったことであり、今では宝物になっているというのです。多くのがん患者は、似たような経験をしていました。喉頭摘出術をした患者たちは、グループで集まり、退院後もずっと積極的に参加し続けていました。パートナーとの酷い経験を乗り越え、そうすることで、互いのあいだに深い感情、以前に存在していたよりも深くて強い愛情に気づくことを発見する人もいました。心理療法がこのように関係を発展させるきっかけとなる場合もありました。入院前にパートナーとの親しい関係が存在しなかった場合、私が、診断や治療や障害といった多くの試練を受ける際に、患者に必要な付き添い役となったのでした。

すべてを失う

「妊娠しないで！」という言葉は、ある若い女性の乳がん患者の夢を破壊しました。彼女は、胸に見つかったしこりの生検結果を聞くために病院にいました。年老いた両親はどちらもがんを患っていましたが、彼女は、自分は若いので、がんになるとは思ってもいませんでした。夫の反応は、狂気じみた自暴自棄なものでした。彼は、彼女がＬＳＤを摂取する必要があると言い張りました。というのも、その薬を摂取することで生じる心の変化が、がんを打ち負かせると考えたのです。彼女は懐疑的であり、そのことについて精神科医と相談したいと言いました。私たちがはじめて会ったとき、彼女は夫の提案を無視しているようでした。それでも彼女は助けを求め、「心理療法」や「精神分析」が、さまざまな医師との「コンサルテーション」とがどう違うのか知りたいと思っていました。彼女は、病院の外にある私の面接室で週に三回の面接をするという私の申し出を受け入れました。外来で待っている彼女の両親の前を通ったとき、彼らがこの決定を歓迎し安心していることが伝わってきました。自分の娘を楽にさせてあげられない、慰めを与えることもできないという、悲惨で残酷な苦しみを彼らは感じているだろうと、私は考えていました。彼女のがんは急速に成長し、両親のがんはゆっくり進行していました。つまり、彼女は両親よりも先に死んでいくのです。彼らは、精神分析について知っていて、彼女が、自分の深い気持ちを話し、自由に表現をできるプロセスの中に入っていくことを知って、安心しているようでした。それまでは彼女の医師との会話の内容は、がんの治療や彼女を安心させるようなことに限られていましたが、両親は精神分析ではそういった内容が主ではないと知っていました。彼女は、夫とちゃんとした話ができないようでした。彼はひどく取り乱していて、当初、妻の調子が悪いことを責めていました。というのも、妻がそういう状態なのは、彼女が彼の提案、つまり彼が主張していたようにLSDを服用してポジティブ思考法《ビジュアライゼーション》を実践するという提案を受け入れなかったからだというのです。私は、彼女に心理療法のために、会いに来るよう提案し、私はそれで、どうなっていくかはわからないけれど、いろいろと考えていく手助けにはなるだろうと感じていると話しました。そうすることが、私たちができる最良のことだと私は考えていました。彼女は、元々希望していたことではなかったけれど、一緒に進めていくことを決心しました。私は彼女に、期限を設定せず必要な限り継続する、週三回の心理療法を提案しました。

この若い女性にとって、喪失感は永続的でした。面接セッションで、彼女は、自分がみた夢を通じて、これらを表現することができました。彼女が最初に詳しく語った夢は、喪失、とりわけ重要な喪失についてのものでした。それは、がんのせいで妊娠する自由を、子どもをもつ自由を失ってしまったというものでした。夢の中で、彼女は赤ちゃんをもうけましたが、自分は死んでいき、夫が代わりに面倒を見ることになることは、身勝手だと感じていました。喪失だけではなく、セッションでは、がんになったことへの深い憤りが明らかになりました。この深い憤りはさまざまな連想の中ではっきりと現れました。あるセッションで、彼女は弟が生まれたときの感情を想起しました。そのとき彼女は生後十八カ月でしたが、自分の人生が邪魔されたという怒りは、まさしくがんに対して感じたことでもあったのです。

望みがないこと

ある六十二歳の未婚の女性は、十二カ月前に治療した大腸のがんが、大きくなっていないことを保証されたにもかかわらず、疲労感と抑うつ感を訴えていました。主治医が彼女に、寿命が延びたのはとても幸運でしたねと伝えたことに、納得していませんでした。彼女は、自分の体のどこかがおかしく、悪化していると確信していました。彼女は一人暮らしをしていました。彼女は、ある女性を子どものときに助けて世話をしたのですが、入院中は、その女性が、彼女の恩に報いるために、イギリスへやってきて、彼女を世話しました。彼女は、この献身的な女性に対し、感謝や好意を示しませんでした。彼女は、信心深い親戚の面会を断りました。というのも、彼女の考えでは、彼らはきっと、がんになったのは彼女の信仰心が篤くないからだと言うだろうからでした。信心深い慈善団体が訪問者を送りましたが、彼女は彼らを、仕事としてやってきたのだと決め込んで拒否しました。彼女は、本物の友情を求めていたのです。彼女は、自分はがんのせいで衰弱していくので、やがて他人に依存するようになるだろうと確信していました。彼女は、自分の足がなぜ弱くなっているか尋ねても、だれもきちんと答えをくれないと言っていました。かつて、彼女は、痛みや死に対してはそれらを冷静に受け入れようとしていました。彼女は退院しましたが、数カ月後に戻ってきて、やはり弱り続けていると訴えました。彼女は、私に自分のみた夢について語りました。それは長い夢で、真昼間まで続いたように思えたため、どれだけ眠っていたのかわからなくなるほどでした。夢で、彼女は今まで行ったことのないオーストラリアに行っていました。それは、彼女がかつてみたことのないような、見晴らしのいい広大な場所でした。彼女は、いつも自分が死を恐れ、別世界に行くことを恐れていたことに気がつきました。

子どものときに面倒を見た人を含む、二人の献身的な友人は、彼女とほとんどいつも一緒にいて、ある夜、彼女が眠りに就いて、そして朝六時に目覚めることなく亡くなった様子を伝えてくれました。彼女の友人たちは、最後には、彼女は希望を捨てて、あえて自ら死に向かっているようにみえたと言いました。身体的には、何の変化もありませんでした。彼女は、孤独な女性でした。友人や仲間付き合いを求めていると言いながら、彼女と関わろうとする試みをみな拒否していたのでした。彼女は、最初の薬を腫瘍医に処方されたときから、死刑宣告を受けたと感じていたようでした。彼女は、がんが彼女を殺すということを確信していました。人々が何を言ったとしても、実際のところ彼女には望みがないと思っていると感じていました。彼女の内的な世界では、彼女を望みなしと見なす人物がいたのでした。そうした人物のこころの中に自分の居場所はなかったのです。これが彼女の現実だったのです。

人生を必死に綴《つづ》る

一九三九－一九四五年の戦争で死に直面していた兵士たちの書簡集を読むと、そこでは個人としての信念や真理についての考察が縷々《るる》綴られています。[*6] そうした手紙には、しばしば雄弁で、表現力豊かに心の奥底の感情が描かれています。彼らの多くは、書きながらもその手紙の返答者に再び会えないだろうと分かっていました。この点で、次のようなエピソードでのジョンソン博士の有名な言葉が思い浮かびます。ある人が、「ドッド博士が『一死刑囚から不幸な同胞たちへの訴え』という文章を本当に書いたかどうか疑わしい、なぜなら、それは彼のものと知られている他のどんな作品に比べても、格段の精神の力がこもっているから」

と述べたのです。それに対して、ジョンソン博士は、「どうしてそんな風に考えるのかね。君、二週間後に処刑される運命に置かれるならば、人間は誰でも間違いなく精神の力を極度に集中させるだろう」と、答えたのでした。[*7] 手紙を書いた兵士たちは皆、自分たちの命が、他者のために、より良い世界をつくることに貢献することを望んでいました。多くのがん患者もまた、同じことに自分自身の安らぎを求めていました。つまり彼らは自分たちの生には価値があったと思いたいのです。患者たちが、通常、病気に対して憤っているのではないのと同様、兵士たちも、彼らの「敵」に対して、好戦的でも腹を立ててもいませんでした。戦後、表彰された婦人補助部隊のある女性が、正常な状況では、彼女はそれほど率直に書くことはできなかっただろうと言いました。兵士の手紙には、恋人やきょうだい、親から子どもへの手紙、および息子、娘から彼らの親への手紙が含まれていました。若い兵士たちは、彼らの親が死や死の差し迫った危険を思う苦しみを理解しているようでした。手紙を通じて、兵士たちは、自分の存在を、ほかの人のこころの中に作り上げていました。それは彼らの人生にとって、もっとも大切なことでした。彼らのこころは、自分の大切な人たちで満たされていました。彼らの内的な世界の人々は、活力があり、生き生きしており、そして思慮のある人々でした。これは、彼らの手紙の書き方にも明らかでした。なぜなら、彼らは、まるでその人と話しているように書いていたからです。

＊6　Day-Lewis, T. (Ed.) (1995). *Last letters home*. London: Macmillan. を参照。
＊7　Boswell, J. *A life of Johnson*. R. W. Chapman (Ed.) (1904). Oxford: Oxford University Press, p. 849から引用。

包容《コンテイン》される感覚

私がその最後の日々をともにした、多くの患者たちもまた、考えをまとめることを願い、自分の人生や人間関係について話していました。彼らは、いきなり見ず知らずの人間と話すことになったのですが、互いに自己紹介した後は、まるでそれまで互いに知らない者同士ではなかったかのように話していました。私には、何百というがん患者の人生の最後の思いがゆだねられました。それは、彼らの人生において最も大変な労力を要する期間といえます。私は、精神分析家のウィルフレッド・ビオンの概念を用いると、彼らの不安の「器《コンテイナー》」として、機能することが分かってきました。つまり、私は彼らの不安を包容《コンテイン》し（受け止め）、そうすることで、不安に圧倒されず、穏やかな配慮を持って応答でき、彼らの不安に限界を設けたのでした。ビオンによれば、こうした治療関係においては、考えをまとめあげる「考える人《シンカー》」がいるのでした。患者と私がともに取り組み始めたとき、「考える人」もまたそこに生じたのでした。身体的な状況は変わらないままでしたが、この経験は、何度も生じ、心理学的には本当に劇的な事態でありえました。これは、たとえば、小さな子どもが転んでけがをして、泣きながら母親のもとへ走るときの状況と類似しています。母親は「キスして抱っこ《キス・イット・ベター》」をしてあげますが、身体的には何の変化もありません。母親は、痛みと嘆きの荷を下ろしてあげ、痛みを取り除いてから、思いやりや穏やかな慰めにしてそれを戻します。キスや抱っこは、赤ん坊の禍福を受容することを表しているのです。母親は、痛みが一時的な現象、始まりと終わりのある現象だとわかっていますが、赤ん坊には、痛みは始まりも終わりもなく、その体験は包容され限界が設けられて初めて終わるのです。包容されたものは、過去のことになり、それゆえ、痛みを伴わずに、「未来」を思い描くことができるのです。

深刻な病の存在は、同様の影響をもちます。すべての建設的な思考は、終わることのない痛みに取って代わり、治療の失敗という痛い知らせによる精神的苦痛が「世界の終わり」の感覚を生み出します。しかしきわめて重篤な患者でも、「包容されている」と感じると、未来があると感じることができるのです。包容されていないという感覚、さらに悪いことに、人に受け入れられていないという感覚は、何よりも恐ろしいものので、生命力の低下、そして死へとつながるのです。

コントロールを手放すことの難しさ

急性白血病のために、外来患者として、化学療法を受けていた四十歳の男性は、苦しんでいるようにみえましたが、彼の妻は落ち着いてみえました。看護師たちは、彼の妻は、もしかすると診断を知らないのではないかと思いました。しかし、彼の妻は、三週間前に、その病気がわかって夫婦ともにショックを受けたこと、そしてそのあと彼は入院したことを教えてくれました。その夫婦は、私がスーパーバイズをしている医師との、初めての面接を一緒に受けることを望みました。医師が自己紹介した後、自分の役割を説明し、彼らに自分の気持ちを自由に表現することをうながしました。すると次のようなやり取りが生じたのです。

患者は言いました。「先生に会えてとてもうれしいです。私はもっとポジティブにならないといけないんです。ポジティブになることに関する本を読んだのです。ほら、あのご存知でしょう……『クリエイティブ・ビジュアライゼーション――創造的に見ること』†というやつです。私は、化学療法を、悪い細胞を絶滅させ

† シャクティ・ガワイン（著）宮崎伸治（訳）『理想の自分になれる法――CV（クリエイティブヴィジュアライゼーション）という奇跡』（廣済堂出版、一九九九）

る薬とみなさなくてはならないんです。私は、薬について、そういうふうに考えないといけないんです」と。彼は話していくうちに、自分の感情に圧倒され、突然わっと泣き出しました。彼は、ポジティブになりたいという主張を何度か繰り返しました。彼は、まるで自分自身を納得させようと、自分自身に話しているようにみえました。彼は、「私はこの問題を、この厄介事を、人生のほんの一時的なことだと見ています」と言いました。

彼は、すべての薬、体温、その他の検査結果を記録してきたノートを取り出しました。彼は、「すべてを記録しておくのは助けになります」と言いました。これは、無力感に対する強迫的な反応のようでした。「私はすべてを知っておく必要があるのです。それでよりポジティブになっているのです」。それから彼は、いかに自分が幸運かを語り、そして妻を見ながら、子どもをもつことができて、いかに自分が幸福か付け加えました。彼は、「先生にはポジティブになれる方法を教えてほしいんです!」と唐突に叫んだのでした。この患者に対して医師は、おそらく行動療法家にみてもらうのがいいとアドバイスしました。

のちに、その医師は、患者がベッドで頭を抱えて横になっていて、とても苦しんでいるように見えるのを、戻ってきて見つけました。彼は、どうしたらポジティブになれるのかを教えてほしいと、繰り返しました。医師は次のように答えました。「あなたが私に、化学療法にどのように向き合ってきたかを話したとき、私には、あなたがとてもポジティブな見方をしようとしているように感じられました。けれど、あなたは自分自身に、ポジティブにならないといけない、と何度も言い聞かせているように見えました。それが、私には、あなたがまるで本当にそれを体験しているように感じられませんでした。それはまるで、あなたがポジティブにならないといけないかのようで、そうしないとまるでそれと真逆のネガティブになるかのようでした。おそらく、人はどちらの種類の感情もまじりあって持っている可能性があると思います。ある種のバランスが、その中間のどこかに、あると思います」。このとき、著しい変化が起きたのです。彼は泣き止んで、頭を覆っていた手をはずしました。そして、彼は、自分が新しい仕事へ移っていったところで、その仕事を楽しみ、そこで評価されるのを感じていたまさにそのときにそれは起こったと言いました。そして「すべてがめちゃくちゃに……私のすべての人生がめちゃくちゃになってしまった……。人生は、爆発によって粉々に壊れてしまった。三週間前まで、すべてがうまくいっていたのに。ポジティブであろうと努力していたのは、本当に否認だと思います。元気だと感じていたのに、頭痛がして……血液検査をして、それでわかったことが、白血病で、もし治療をしなければ、あと六〜八週間の命だということ！　こうしたことが矢継ぎ早に起こっていって、打ちのめされた感覚でした。困惑しました。どうしようもならないことへの恐怖！私はただの人間なんだ！」と語ったのでした。

このケースは、強迫的で有能な、かつてはコントロールできていた人が、コントロール不能なものによって、粉々に壊されてしまった例です。一時的に、この、いつもは地に足がついた男性が、わらを、魔術的なわらを掴んだのです。病院において、開かれた態度で聴くように訓練された医師とともにいるという、他に代えがたい経験をすることで彼の不安は包容されたのです。彼は、自分が話したことが、少し違った見方で返されることで、不安がある程度軽くなったと感じたのです。「話をすることは助けになった」と、彼はセッションの最後に断言しました。「自分の人生に目を向けねばなりません。本当の宝物は、妻と子どもたちです。妻や子どもたちと一緒に過ごしたい。先生と話ができてよかったです」。彼がこのように自分が恵まれていることに目を向けるように変わっていったことは、医師にとっても患者にとっても、心が動かされるものでした。

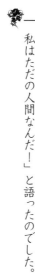

成功した人へのがんの影響

たくさんの職業領域で、権力を獲得することは、それ自体が成功といえるでしょうし、「成功」が権力につながるでしょう。いずれにせよ、それは人を堕落させるかもしれません。人は自分の地位や人生の成功が、完全に自分の先見の明によるものであり、事故や病気の災いは劣ったものに降りかかるものだと、信じるようになります。このプロセスを理解することは、成功した人の見かけ上コントロールされたがんに対する反応を理解するために重要です。たとえば、真面目で仕事中毒の会計士は有能で、依頼人の利益のために長時間働きます。「成功した」経営者や組織の長も同様です。そのような人ががんを患ったとき、それが瞬時にして深刻な絶望をもたらすのは恐ろしく衝撃的です。

それまで未治療だった神経症を抱えた患者たちは、がんの治療の一環として、はじめて心理療法的な介入を提供されると、思いもしなかった援助を受けられたと体験する場合があります。こうした人々はがん患者になる前には、心理学的な援助を求めてはいませんでした。というのも、自分の仕事上の地位ゆえに、精神科医に受診していると誰かに知られるのを屈辱的だと思っていたからです。私が会った患者は誰一人として、心理療法を考慮に入れた人はいませんでした。がんは、彼らに恥辱を与えることなく心理療法との出会いをもたらしました。

見かけ上の有能さ——こころの内側の恐怖

ある成功を収めた大学の学長は、自分がホジキン病（リンパ腺の病気）になったとわかったとき、精神科医との面接を求めました。最初のセッションで、患者は自分の病気について何も触れずに、急に強迫的な儀式行為の説明をはじめました。家族のだれもその儀式について知らず、そして、その儀式は、まもなく彼が、仕事に行けなくなるのではないかと恐れるほどに、増殖していました。その儀式にますます時間がかかり、彼は正午までに仕事に行くことができませんでした。彼は、もし儀式をしなかったら、何かひどいことが起こるのではないかと感じていました。彼は、外側からみると、有能な管理職でしたが、こころの中では儀式をしないとどうなるかを恐れていました。最初の面接は、彼にとって精神科医や心理療法士と初めて会う経験でした。彼は、自分のキャリアを危険にさらすかもしれないと考えたり、恥ずかしく思ったりしていたので、誰にも相談してこなかったのだと、私にははっきり分かりました。身体疾患は、人に知られることなく自分の神経症状態を理解したり、コントロールできるようにしたりする機会を与えてくれたのです。こういう事態が起こらなければ、心理療法をはじめるには、もっと長い時間がかかったでしょうし、かなり難しかったでしょう。強迫観念から解放された安堵感は深く、彼はがんを気にしていないようにみえました。

謙虚になった年配の医師

臨床医ではなく研究所で働いていたある年配の医師は、不安とさまざまな身体的不調のために私に会いに来ました。彼はそれを二次がんのせいではないかと疑っていました。彼は、胃に再発した可能性を心配していました。彼は、これに何の根拠もないことを認めていました。彼は、抗うつ薬を処方されてきたのですが、その副作用が嫌でした。また、ジアゼパムも服用しており、それで一時的には良くなったのですが、副作用が徐々になくなった後は、以前よりもさらにひどいのだと言いました。彼は大概不機嫌そうで、かつて自分はうつ病だったけれど、いつも独力で克服してきたと話しました。最初のセッションで、彼は、三つの身体的症状、すなわち食欲不振、腹痛、倦怠感があること、そしてこれらが抑うつ気分の原因となっているという、自分の信念を繰り返しました。その勢いがとても強く、彼は、自分の仮説を繰り返し続け、私の言うことをまるで聞いていないようでした。私が異なった見方もできるではないかと言っても受けつけませんでした。彼は、自分の説明が理にかなっていると感じていたのです。彼は、不可解だと言いましたが、自分の見方以外の見方は受け入れませんでした。次のセッションで、彼ははじめの四十五分間を、自分の治療歴について、日付や時間など細部まで正確に私に伝えることに費やしました。彼は、一コース目の放射線治療のあと、高揚感を感じ、自分の身体の健康状態を試すために運動をしたと言いました。彼は、最悪の状況にはならずに済み、予期したような放射線治療による症状がありませんでした。ところが、吐き気が始まり、「打ちひしがれたんです！」と彼は言いました。彼は、ある日突然、症状が消えてしまうんだという安心を得ようと、なりふり構わずにいましたし、症状がなくならない可能性は考えることすらできていませんでした。彼は、身体症状が抑うつに先行して起こったんだから、それが抑うつの原因である、という話を繰り返しました。これに対して私が最終的に彼に指摘したのは、彼は自分の症状が情緒的なものからきているというのを非難と受け止め、そのような非難から自分自身を守っているように見えるということでした。精神科医である私に紹介されたということで、彼は、自分の症状が「情緒的」だと考えられていると決めてかかっていたのでした。私は、彼の症状がどこからきているのかは分からないと言いました。私に会うことが、それらが情緒的なものに由来していることを意味するわけではありません。私たちは、ただ分からないだけであり、彼は、身体的な原因を見つけるために、可能な限りのことをしてきたので、彼にも原因が分からないことを受け入れなければならないでしょう。私は、彼に、開かれた気持ちで一緒にやっていきましょうと伝えました。抑うつの原因に関して、彼は、抑うつをいわば「名誉ある」身体疾患にしようとしていました。それが、「抑うつ状態」と彼が呼んでいたものでした。

最終的に彼は、自分の中だけで対話していることを認めました。彼の一部は、抑うつがこころの中にあると言い、別の部分はこれに反論しました。この非常に経験豊富な科学者は、すべての科学的知識を無視して抑うつは身体的な要因によるという自分の信念を正当化しようとしていたのでした。病気になる前、彼は抑うつになる人たちは弱く、劣った人だと考えていました。そのために、彼は抑うつを否定しようと必死に試みていたのです。彼の放射線療法に対する反応は、彼も他の人と同じように恐れを抱くことを示したのですが、不合理にも彼は、自分が「普通の」患者とは違うのだと自分を納得させようとしていました。彼は仕事ができ、強迫的だったのです。強迫観念は、がんの発見と、うつ病の精神科の患者に対する潜在的な軽蔑が露わになることで悪化していました。二回目のセッションが終わるまでに、彼は、自分の抑うつには別の解釈があるかもしれないことを受け入れ始めました。彼は、もっと素直で、暖かく、謙虚で好ましい人に変化したようでした。この男性は、自分が「抑うつ」になったという考えを嫌悪していたし、「心理的」などんな心理療法もひどく嫌っていたのでした。

ホームシックになること

別の機会に、私は、ほとんどの患者が緩和ケアを受けている病棟で、中年の男性に会うよう頼まれました。看護師たちは、その男性が涙を流して泣いているのを見たため、私に依頼してきたのでした。看護師たちは、彼に、どうして泣いているのかを尋ねませんでしたし、理由がわかる人はだれもいませんでした。自分ががんを患っているとは彼は知らないだろうというのが、看護師たちの意見でした。これは、がんの病院において非常におかしなことでしたし、さらに驚くべきことに、そのような病棟において、彼は自分の病状について尋ねてもいませんでした。彼は私に、最近受けた治療について皮肉を込めて話しました。彼は、それががん細胞を殺すための高電圧の治療だというのは知っていましたが、不幸なことに、血液細胞も殺してしまい、あとで輸血をしなければならなかったのだと話しました。彼は、自分は男だから涙を流して泣くなんて思わなかったし、そのことに触れるのは恥ずかしいと言いました。このことで事実上、患者は孤立していったのです。彼は、がんを患っていることを知っていたけれど、だれともその程度や治療計画について話し合っていませんでした。彼は私に、自分が泣いているのは、妻と子どもたち、とりわけ障害のある、子どものうちのひとりと会えないのがつらいからだと言いました。彼の妻子は病院からは遠く離れたところに住んでおり、見舞いに来ることができませんでした。彼は家族の将来のためにいろいろと準備をしており、借金もないし、多額のローンもないことを私に辿々《たどたど》しい口ぶりで伝えました。彼は、とても悲しい、なぜなら、たった今この瞬間が、人生を楽しむはずの時だったからと言いました。彼は独りぼっちで孤立していました。そして、病院側は、彼に妻子との面会の機会を設けて、彼の最大のニーズを満たしてあげることはしていませんでした。

その男性は、とても家に帰りたがっていたので、私は彼に、直ちに帰るべきだと助言しました。このとき、彼はホームシックになっており、その状態に囚われていました。そして、私がそのように助言し、彼自身にそうした気持ちがあるにもかかわらず、腫瘍科医が、さらに三日間の化学療法を実施すると主張し、彼は病院に引き留められました。彼はその最終日の晩に亡くなりました。

絶望が持つ力

絶望が患者を圧倒し、死に至らしめる迅速性は、十分に理解されていません。破壊的な身体的プロセスとしての死は、私が絶望と呼んでいる心理状態のあるなしにかかわらず、起こるでしょう。しかし、どんな人にとっても、絶望の中で死ぬことは悲惨です。それはすべてにおいて、もっとも残酷な一撃ですが、まだ防ぐことができます。身体疾患が診断されるときに、心理的な要因が重要視されることはまだありません。患者の考えや感情は、通常、尋ねられることはなく、推測されるだけです。「推測」はしばしば、傍観者自身の考えで構成され、空想が患者に投影されます。この「投影同一化」[*8]のプロセスは、疑いの不在と確信の存在によって特徴づけられます。それが、多くの医療専門職の考え方の特徴となっています。その深刻な結末は、看護師やその他の専門職が、心理的援助を依頼することを考えもしないし、患者に何を思っているかを尋ねることを思いもしないという傾向です。つまりそれは、彼らが、自分たちは「わかっている」と考えていることを意味します。それとは対照的に、私は、患者が考えていることを尋ねることで、自分には**わからない**ということを示しました。そして、患者が知覚しているかぎりでの彼らの「内的世界」に、注意を向けたのです。このように問いかけることには、だれかが、彼らの個人的な考えに関心を寄せており、そして、それを探索していく話し相手になる申し出をしているという、また別のメッセージも含まれていたのでした。

解放されるために話す

話すことと聴いてもらうことの結果として、患者たちは、「患者らしさ」に閉じ込められている感覚から解放されると感じます。彼らは、自分が選んだどんなことについても自由に話せました。これは、考えることに有益な影響をもたらしました。つまり、彼らの思考は活性化し、より活動的になったのです。ウィルフ

＊8　投影同一化とは、人が自分自身のプロセスや特徴を他人に投影していることに気づいていないということである。日常会話では「自分の失敗を他人に見る」「鍋が窯を黒いという」などと言われるものにあたる。

レッド・ビオンに、『未来の回顧録』[*9]という本がありますが、そのタイトルは患者が経験した迫害不安の一つの特徴を的確に表しています。患者は未来時制を使って、「私は、これから自分に何が起きるのか、怖いんです」と言いました。すると今度は、患者は、これから起こると思うことを、未来時制を使って話していきます。この未来の空想は、逆説的に、「未来の歴史」として彼らの心の中にあるのです。それは、内的現実に対して、ある異なるとらえ方をしてしまっているのです。患者は、自らが「未来」と名付けた空想に反応していることに気づいていますが、それを「過去」すなわち不変のものとして扱っているのです。精神分析的心理療法の介入によって、これが変わっていくことは可能です。なぜなら、精神分析的心理療法は、患者が、迫害され無力だと感じている状態から、たとえば配偶者や子どもなどの他者に対する気遣いの気持ちから、現在において行動できると感じる状態へと変わっていく手助けをすることができるからです。患者は、医療がどう言っているのかではなく、自分がどう考えるのかを大切にして、未来についての計画を立てることができます。ほとんどの場合、患者の関心は、人間関係を修復したり、敵意が勝《まさ》っていた関係に愛を取り戻したりすることなど、関係を良くすることなのです。精神分析的心理療法はこのような目的を達成する機会を提供しますが、それは、現在における死を受け入れずに、生に貢献したいという強い願望から生じているのです。

本章で、がんと診断されることによって生じるトラウマがどのようなものかを伝えようとしてきました。そして、臨床事例をとおして、病院という状況において、幅広い患者たちが心理療法的な介入による恩恵を受けるさまを示してきました。多くの患者にとって、心理療法は解放される経験でした。第2章では、がん患者に対する心理療法的アプローチに、精神分析の原則を応用する試みの意義を説明します。一般的に「古典的」精神分析と（そこでは患者は面接室で、寝椅子に横になります）、病院という臨床現場で応用される、より柔軟に発展させたアプローチの精神分析的心理療法との、かなり大きな違いを示します。

＊9　Bion, W. (1991). *A memoir of the future [1945]*. London: Karnac.

第2章　がんと心理療法の試み

がんは激しい社会的恐怖を引き起こします。それは、患者に強い影響を与えるのですが、病院では、大半の医師や看護師が心理的なトラウマに対処する訓練を受けていません。本章では、医師と心理療法士のアプローチを比較することから始め、精神分析の原則を心理療法的なケアに応用することで、がんに伴う精神的苦痛を緩和し、実際、場合によっては身体的苦痛さえも緩和できることもあることを示したいと思います。その際、精神分析的心理療法の歴史的背景や理論的な細部には立ち入らずに、心理療法の重要な機能をどのように入院患者の治療に適応させうるのかを概観したいと思います。

専門病院

がんのように特定の疾患を主に治療する専門病院は、「総合」病院と異なる特徴があります。総合病院は治療する患者の疾患を限定せず、どんな種類の患者も受け入れます。しかし専門病院は排他的です。がんのような病気の患者のために特別な設備を提供し、通常そこには研究施設が併設されています。そしてほぼ例外なく、専門病院には重篤な患者が収容されているのです。がんに関して言えば、治療それ自体もまた患者の健康を損ないます。たとえば、化学療法や放射線療法は、他の細胞を傷つけずに悪性細胞を「やっつける」ことを目的とした、有毒で破壊的なプロセスです。たとえこれらの治療が正常で健康な細胞を破壊することはないとしても、毒性作用は多少なりとも正常細胞を傷つけたり、患者の健康をそれなりに損なったりします。そしてこれが一時的に患者に影響して、全身を衰弱させる結果となりえます。成長の速い正常細胞は、がん細胞を殺すのに使われる化学物質に弱いので、容姿が変化することもあります。もっとも多いのは化学療法による一時的な脱毛です。頭頸部がんの切除術では、顔や頭に傷跡が残ることがあり、言語機能や摂食機能に影響を与えることさえあります。体調が良くなって退院していく総合病院の患者と異なり、がん専門病院の患者は、治療は成功したとしても、入院したときよりもかなり体調が悪くなって退院していくのです。

　がんは、私たちの社会では過度に恐れられており、その診断は患者の自己認識にも他者による患者の認識にも影響を与える社会的スティグマです。がんが「伝染する」ことを多くの人が恐れているという点で、ハンセン病と共通するところがあります。ある患者は、乳がんの治療後に帰宅すると、近所の人が自分に対してドアを閉め、友人だった人からの訪問がなくなったことに気づきました。彼女は友人と思っていた人々の大人げない反応にとても腹を立て、驚いてしまいました。あるがん専門病院の病棟では、頭頸部がんの患者について根強い迷信がありました。たとえば、病棟スタッフは、きれいなコップでも患者が使用したものからは飲み物を飲もうとしないのです。多くの健康な人は、がんを患っている人と関わろうとはしません。彼らはその事実に怖気づくのです。自分以外の誰かが受けたがんの診断そのもの、そしていつの日か自分もまたその病気の餌食になりかねないという考えにぞっとするのです。多くのがん患者も恐怖を感じますが、怒りと不屈の姿勢で村八分に反応するのではなく、不可触民《パーリア》のように振る舞うようになっていくのです。

良いがんケア

がんは不治の病と思われているので、がんと診断されると、死の宣告と概して受け取られ、患者一人ひとりに途方もないトラウマを生じさせます。がんと診断されることはとてもトラウマティックな出来事なので、患者が抑うつ的になり、絶望し、自殺したとしても驚くべきことではありません。そのため、医師はますますこの疾患の心理的な影響について考えざるをえなくなっています。たとえば、一九九五年の『カルマン-ハイン報告』は、「良い」がんケアに欠かせない要素として「心理的介入」を提唱し、「がんのスクリーニングや診断や治療が、患者や家族、そしてその介護者に与える影響を配慮したうえで、がんケアの心理社会的側面をあらゆる段階で考慮する必要があります」[*1]としています。しかしながら、これが正確に何を意味し、どんな要件を伴うのか明らかな説明はなく、『英国医学雑誌』(*British Medical Journal*)に掲載された書評で指摘されているように、「良い」がんケアが正確にどのようなものかは特定されていないのです。[*2]終末期がん患者の伝統的な管理方法は鎮静によって苦痛を軽減することでした。がん患者の重篤なうつ病を一種の病気とみなす精神科医は「抗うつ薬」を処方しますが、それは痛みを抑えるために身体科の医師が鎮静を施すのとほとんど同じようなことです。いずれの場合も、がん患者に心理的な「セラピー」をするという考えはありません。しかし、『カルマン-ハイン報告』や『英国医学雑誌』の力強い声明が示唆しているように、心理的介入は良いがんケアに不可欠なものであるはずです。

医療の「盲点」

総合病院では、さまざまな病状を和らげ、治療します。これは看護や医療に携わる人々が、もっとも得ようと努める報酬です。医師や看護師の大半は若く、重病人がいたり誰かが亡くなったりする場所で生活した経験はないかもしれません。治る怪我や裂傷や感染症の症状や病気については、看護師や医師は患者の気持ちがわかると感じるかもしれません。自分の人生で似たような経験をしているかもしれません。しかし、がんとその治療の複雑さに対して患者が耐えているものについては、ほとんどの人は想像できないのです。看護師や医師は、自分たちの過去の経験からは同一化するのが困難な変化を人が経験しているのを見るのです。空想が、「わからない」ことに取って代わってしまい、医師や他のスタッフは、患者が経験することをわかっているという確信に基づいて行動するかもしれません。医師やスタッフ自身の死への恐怖が患者の治療に影響を与えるかもしれず、その結果、自分たちの意識を鈍らせるために患者に鎮静剤をむやみに投与するかもしれないのです。患者に同一化している医師は、患者が昏睡状態を願っていると思い込んでしまいます。

残念なことに、たくさんのがん患者を診てきた看護師や医師の多くは、「人生の終わり」状況に対処できる専門的技量を持っていると思っています。それは、まるであらゆるがん患者に十把一絡げに与える処方箋があり、学ぶべきことはもう何もないと考えているかのようです。ケアしている人々の目には、がん患者は

＊1　The Expert Advisory Group on Cancer & the Chief Medical Officers of England and Wales. (1995). Calman-Hine report. London; Department of Health.

＊2　*British Medical Journal*, **320** (2000), 59.

容易にステレオタイプ化されます。反対に、心理療法のアプローチは、このように患者を分類することを拒みます。それは、患者を分類するのではなく、一人ひとりの個人に目を向け、合わせていくのです。

継続訓練の必要性

したがって、がん患者を援助している人々はもっと頻繁にスーパーヴィジョン[†]を身近に受ける必要があるのです。心理療法士の訓練をモデルとし、上級心理療法士のようにきちんと訓練された専門家との毎週の面接からなる、看護師や医師のスーパーヴィジョンは、援助者のサポートのネットワークを確立するのに大いに役立つかもしれません。上級心理療法士ならば、看護師や医師の患者との面談や深刻な病気への対応に付随する諸問題について、話し合うことができるでしょう。病気やその治療法について患者に話す際、医師と患者とのあいだには介在するものは何もないはずです。そこにはいかなる機器も薬剤もありません。その代わり、医師であるその人が「機器」そのもので、情報を伝達し、探求し、解釈し、患者の洞察を促進させるために触媒となるのです。死に直面する患者に対応することは、スキルと感受性を要する責任が求められますが、これら二つの資質は、まさしくしばしば医学教育では未発達なものなのです。

正規の医療の教育では、痛みを抱えている人がどんな気持ちなのかを十分に話し合うことがないので、医師や看護師は、治療を行ううえでの心理療法的な役割について訓練されていません。若い医師は難しい立場に置かれています。彼らは、自分の両親や祖父母と同じくらいの年齢の、慰めることや助言することのできない悩ましい困難や問題を抱えた患者に出くわし、ひどく途方に暮れてしまうかもしれません。なぜなら、「死の影を歩く」[*3]ことをシミュレートすることはできないからです。痛みを抱え、身体的に衰えていくということが、どのような感じのするものなのかは、誰も本当は正確にはわからないのです。

医師として、私はこの不備に気がついたのです。私は、病気を特定し、経験と訓練から知り得た病気のカテゴリーに患者を位置づけるため、診察や問診で情報を仕入れることを目的として患者にアプローチしていました。それから病状に適した治療法を処方し、病気の進行に関する通則を吟味し、予後について予測しました。精神科医は、身体的な疾患モデルを使って、精神的な「障害」をあたかもそれが身体的な病気であるかのように考える傾向があります。患者は「症例」であり、その精神疾患に共通する特徴を持っています。しかしこの精神医学のアプローチは深刻な身体疾患を抱えている患者には、ほとんど役に立たないというのが私の見解です。悲嘆や抑うつは、「精神科」の病気の症状ではないのです。実際、精神科病院で馴染みのある重篤なうつ病は、私が勤務していた病院ではまったく目にすることはありませんでした。

精神分析的心理療法士として、患者が自分の人生や自分の状態について本当のところどう感じているのかを知るために、耳を傾けなければならないので、私は患者その人のことを考えることにし、その人に関していかなる先入観も持たないようにしました。彼らの人生を台無しにしたがんについて、患者の気持ちを予《あらかじ》め判断することはできませんでした。そんなことなどできるはずもなかったのです。一人ひとりが唯一の存在で、私は彼らのことを知らないのです。彼らがどんな資質を持っており、どんな家族があり、どんな社会的状況にいるか知らないのです。私は身体のダメージに言葉を失い、心理療法がどのくらいそれに対応できていたのか本当のところはまったく分かりませんでした。それでも、まったく想定外なこと、場合によっては、独創的な反応が起きて、驚かされることがあり、そのためには常に想定外のことが起こる可能性にこころを閉ざさないようにすることも経験から学びました。

すべての医学生が教わるように、一般医学では、細胞組織の新たな異常増殖を検出することはきわめて重

＊3　＊2参照。
†　経験の浅い臨床家が、経験豊富な臨床家に、その臨床実践について詳しく報告し、助言や指導を受けること。

要です。がんを「見落とす」ことは、診断においては大罪です。重要なのは診断なのです。病気は演繹的に説明され、発見は勝利なのです。私たちは、体内に侵入する物質を処理するプロセスが身体には備わっており、がんは体内の健康な機能、プロセス、またはシステムを妨害してダメージを与えるのだと考えています。しかし一般的な理解では、がんは機能を妨げるのではなく、寄生虫のように侵入してシステムを腐敗させ、汚染するのだと考えられています。こうした理解は、現代西洋文化において、軍事的な比喩（敵としてのがん）の観点から表現された、がんの持つ力や影響に由来するものです。

患者の「内的世界」に入っていくこと

対照的に、心理療法のアプローチでは、患者には固有のパーソナリティがあるとみなし、分類しようとはしません。患者には独自の世界観があり、セラピストは、耳を傾けることによって、この世界観への入場権が与えられるのです。患者の「内的世界」[*4]がどのようなものか、そして患者がその中で何をするのかが、患者が「外的世界」と呼ばれる「現実」世界でどのように振る舞うかを決定します。心理療法士は、一般化して、「普通」、人はこう感じるだろうと推測するのではなく、一人ひとりの内的世界に接近することで、その人がなぜそう考え、行動するのか、その人に即して理解できるようになります。心理療法の観点からすれば、「患者」は疾患の器ではありませんし、故障を見つけるスキルが肝要な壊れた機械でもありません。そうではなく、それぞれの患者は固有の状況にあり、がんの出現はそれを劇的に変えてしまったのです。個人的な人間関係や仕事など、これまで患者が最も重要だと考えていた人生の重要な問題は、診断後には「時間の無駄」になるかもしれません。心理療法のプロセスでは、患者の視点の劇的な変化にも微妙な変化にも注意を向ける必要があります。

では、がん患者を対象とした心理療法の主な特徴は何でしょうか。慌ただしい病院で心理療法を展開することは、伝統的な個人開業の実践とどのように異なるのでしょうか。精神分析的心理療法の規則性と特殊性は、時間と守秘義務の管理と保護が難しいと考えられる公共の場にどの程度まで移し変えることができるでしょうか。そして、この心理療法による治療は、がんに苦しむ患者に、どんな価値ある洞察と効果をもたらすでしょうか。

時間をかける

医師または看護師と患者の普段のやりとりは、絶えず中断される可能性があり、これがコミュニケーションの質に深刻な影響を及ぼしています。医療従事者と患者の会話は慌ただしく、この関係は本質的に不平等なのです。医師は自分からその場を離れることができますが（いつもすぐ離れたそうにしています）、患者は寝たきりでいるか、動くには衰弱しすぎているので、いつも待たされることになります。医師は、診断をするために、どこが悪いかを話すので、医師による「問診《ヒストリー・テーキング》」で尋ねることの大半は予め決まっています。多くの場合、患者は病院へ着くまでに、すでに推測されていることをそのまま確認されるだけなのです。病気に関する主観的な感情を回避することが、病院でのほとんどの会話の目的なのです。当たり障りのない会話がなされ、親切心は伝わるかもしれませんが、がんになったことを患者がどのように感じているかを座って聞くだけの時間やスキルを誰も持ち合わせていません。しかしがんに罹った人にとって、このような交流はその生死に関わるほど重要なのです。

＊4　これはメラニー・クラインが個人の考え、感情、知覚を表すために最初に使用した用語である。これらは経験された現実とは関係ないかもしれないが、個人にとっては、内的現実を構成する。外的現実は、この内的現実によって経験され、判断される。

心理療法士が「あなたのために一時間取ってあります」と告げるとき、患者は病院のいつもの体験とは違った体験をすることになります。なぜなら、そこには「あなたが誰であろうと、どのようなことが起ころうと、あなたの人生はかけがえのないものであり、私はあなたにこの時間を差し上げます。先入観は持ちませんし、あなたが話すことで何が起こるのかは、私にも分かりません」といった言外のメッセージが含まれているからです。医療スタッフはこのように時間を確保することができません。それよりも、彼らの主な役目は、じきに人生の終焉を迎えるであろう重症患者のために、病気のパターンを見極め、最も効率的で負担のないやり方で振る舞い話しかける方法を見つけだすことにあります。

心理療法がより広く普及してきたにもかかわらず、患者には、自分の言うことが何でも聞いてもらえることは、まだまれな経験なのです。神経学では、階段式の講堂で「実演する」傾向がいまだにあります。これは、薬や治療法がほとんどない、がんについて特にそうです。医療では、「問診《ヒストリー・テーキング》」は、疾患カテゴリーに分類する症状パターンを聞き出すために、こちらの質問に対する患者の回答に関心があります。このために与えられる時間は、通常とても限られており、それが医学の「歴史《ヒストリー》」を強化し、輝かせるときにかぎり、延長が許されるのです。限られた質問形式から離れ、患者が考えたり感じたりしていることを述べる自由は与えられていません。患者は病気がもたらす影響に関する疑問や感情を口にしますが、病棟回診や診療は、「自由な」考えや面倒な質問が現れないようにしているように見えます。そこには例外なくプライヴァシーがありません。病床への訪問や外来部門でのやりとりは、たいてい人目に曝されているのです。

プライヴァシーと守秘義務

プライヴァシーと守秘義務の保証は重要な特徴であり、それによって患者は自由に腹を割って話ができるのです。総合病院では、そのような個人的で濃密な付き合いは患者には想定されていないので、心理療法士は話し合ったことが他の人に伝わることはないことをはっきりと示さなければなりません。入院患者は「守秘義務」の意味について特殊な理解をします。それが、**他の医師や看護師のみ**に対するもので、家族や他の患者には当てはまらないととります。心理療法士が保証せねばならないのは、完全な守秘義務なのです。つまり話されたことは患者とセラピストだけにとどまるというものです。もしこれができないのなら、患者が話そうと思えることに制限がかかります。守秘義務が保証されないのなら、患者は自分の言うことが人にどう影響するかを意識し、警戒しつつ話すことになるでしょう。

したがって、心理療法のアプローチの基本要件は、プライヴァシーを保証し、その誓いを守ってくれるという信頼を勝ち得る治療者の能力です。私ががん患者への援助を始めた最初の頃は、面接が行われた日付と次いつ行うかを記したメモ以外は、何も記録しないなど、病院の通常の手続きは行わないことを説明していました。これにより、いつ私が患者を訪れ、いつ患者を（邪魔が入らずに）私と面談できるようにするか、他のスタッフにもわかるようにしました。患者が希望しないかぎりは、一般診療医《ジェネラル・プラクショナー》†など他の医師に話し合われた内容を知らせないことをはっきりと伝えました。同様に、家族にもどんな情報も知らせないとも伝えました。こうした守秘の仕方に対して、多くの親族や医師は戸惑うかもしれないし、また不協和を生むかもしれないことを患者に断ってもおきました。医師は、自分たちこそ患者が心許せる相手だと思い、心理療法士が、患者を取り上げ、通常医師たちが行う、患者のことについては何でも知らせ合うという規則に従わないことに腹を立てるかもしれません。家族もまた閉め出されたように感じるかもしれません。しかし重症の患者は、病人を子ども扱いする家族から守られなければならない場合も多いのです。まるで病人は自立してものを考える

† 英国では、国営の国民保健サービス（ＮＨＳ）を受けるために、国民はすべて一般診療医（ＧＰ）に登録しておかなければならない。

力を失い、代弁者を必要としているかのようにみなされるのです。その結果、守秘が保証された中で自分自身を表現する機会を患者に与え、自分の人生に影響を与える決定を下す力を有する一人の人として患者を扱う心理療法のアプローチは、家族や医療スタッフによっては非常に評判が悪くなる場合もあります。

恒常性

精神分析技法には、セッションの条件を可能なかぎり一定に保つことが含まれます。通常これは、言語的なやりとりや記述のより深い意味を探索するプロセスを促進するためのものです。患者は自分たちの心の中にあるものを体験しますが、もし環境が一定であるなら、それだけ内的変化を外的要因に帰属させることは少なくなります。この目的のために、精神分析家は同じ部屋や家具を用い、各々のセッションで同じ手順を踏み、決められた時間に細心の注意を払い、そして何よりセッションが妨害されないように心を砕きます。しかし病院では、これを修正する必要があります。恒常的な環境を整えるのは不可能であり、病棟や外来診察室など可能ならどこへでも患者に会いに行かなければなりません。病院では、時間を無駄にできません。患者と心理療法士が話し合っているあいだも、刻一刻と状況は変化していきます。病室の近くを人が通りかかったり、隣のベッドに患者が横になっていたりします。同じ患者と次は別の部屋や別の病棟など違う場所で会うこともあります。病院の喧騒の中、心理療法士だけが唯一変わらず、患者の精神状態がどうであれ、その人とともにいるという約束を守るのです。

面接予約を守る

決まった時間に寝たきりの人に会いに行くという約束を守ることは、その人自身とその人の時間への敬意を表します。それは心理療法士がその人、そしてその人との関わりを大切にし、取り決めどおりまた戻ってくるために、その人のことを**心に**留めておくことを意味します。それは、私たちが対等な関係にあること、その人の時間は心理療法士のそれに劣らず重要であること、そしてまた心理療法士はその人の身体やこころの状態の如何にかかわらず、その人のために時間を取ってあることを示すのです。

病院内では、一般的に患者の時間に関する段取りは混沌としています。外来診療部門で入れた予約は守られず、患者は通院するようには言われますが、いつ診てもらえるのかは知らされていません。入院患者は、決められた時間に診察や検査を受けることはありません。時間を知らされたとしても、それが守られることは滅多になく、時間どおりなど期待する人は誰もいません。その分、**約束し、それを守ること**は心理療法士にとって重要だと気がつきました。これは寝たきりの患者にとっては、特にそうでした。面接予約を守ることは、病院における他の経験と著しく対照的であり、違ったアプローチであることの証左となりました。何もすることがなく長い時間、悶々としていたり、検査のために移動する順番を待っていたりする経験が多いだけに、約束され時宜を得た心理療法士の訪問は貴重な機会となるでしょう。これらの取り決めは、がんに罹患していない患者とは、その意義が違っているのです。がん患者にとって時間は特に貴重です。多くの場合、時間は「もうあまりない」と思われています。個人的で濃密な話ができる相手を持つということは、彼らの経験からすればきわめてまれなことなのです。

初回面接

初めて患者と会うときには、なぜ訪ねてきたのか、今後どうやって進めていくのかということを、何かしら指し示す必要がありました。状況にもよりますが、私は、医師や看護師から会うように依頼されたと伝えるようにしていました。紹介状や手紙に書かれている理由を言うこともありましたし、単純に私が役に立てるかもしれないと医師や看護師は考えたのだろうと言うこともありました。医療スタッフで白衣を着ていないのは私だけでした。私は精神科医であると同時に精神分析的心理療法士でもあると伝え、あなたに会いに来たのは、人の考えや感情を扱う者である後者の役割としてであり、あなたが精神科的な病気と考えられたためではないということをはっきり伝えました。

私は、話し合うために必要な一定の時間も取っておきました。可能であれば、患者一人につき、だいたい一時間はかけるようにしていました。最初にどのくらい時間を取り、いつ終わるか、おおよその時間を告げるようにしていました。自由に話せる《フリーダム・オブ・スピーチ》時間がこれほど患者に与えられることはありえない、病院という状況においては、これはとても重要なことだったのです。それは、短く、ぶっきらぼうで、相手側によって一方的に終了させられるいつもの会話とは、違うということを示すことにもなりました。話し合いのために、どのくらいの時間が与えられているのか分からないと、話そうと思うことが制限されてしまうものです。

自己紹介をするとき、どうすればあなたの役に立てるのか私には分からないと伝えるようにしました。考えたことや感じたことを何でも話してもらえば、きっと何が起こっているのか分かってくるでしょう、と。自己紹介はごく短めにして、彼ら自身の視点から何が起こっているのかを語ってもらうようにしました。身体的な治療についてではなく、まず尋ねるのは、その人にとってその時点の生活がどのようなものであるかということでした。

状況に応じてやり方は変えましたし、状態がすぐれない人の場合は、翌日か二日後に日程を設定しました。基本的には毎週来ることを伝えましたが、一度だけの訪問で終わることもありました。

私が出会った患者は、例外なく、精神分析や無意識のこころの理論について何も知りませんでした。しかし、このことは問題になりませんでした。私は精神分析の原則を私たちの心理療法的交流に適用し、たとえば、患者が何を口にしようとも、どのように表現しようとも、こころに浮かんだことすべてに関心を示しました。患者のみる夢や出来事の語りの背後に隠されている意味について、私は関心を示しました。個人開業の精神分析の実践と異なり、料金を請求することはありませんし、私からの気まずい沈黙もありません。患者の言ったことに応答し、何も言わずに対応することはしませんでした。契約は結びましたが、それはビジネス契約ではなく、可能なかぎり私を利用できるようにするためのものでした。しかしながら、それを受け入れるかどうかは患者の自由でした。このアプローチは、患者の身体的状況に応じて、細部を修正すること以外変えることはありませんでした。耳の聞こえない患者や話し言葉によるコミュニケーションが取れない患者もいましたが、それでも他の方法を用いることで交流することができました。

治療関係

大多数のがん患者と私との関係性は、急速に、濃密に深まっていきました。すでに述べたような病院の外的な状況とは異なり、私の来訪は予測でき、常に私が冷静であるという点でも一貫していました。私は、びくびくしてませんでしたし、自信たっぷりでもありませんでした。同情的になることも、素っ気なくなることもありませんでした。患者自身と彼らの恐れを受け入れることのできる人物として、私は受け入れられていきました。患者によっては、この関係性は自分自身と平穏や安らぎを包容《コンテイン》してくれる他者（多くは親がそれにあたります）との非常に早期の関係性を思い起こさせるでしょう。多くの場合、悪い感情を処理してくれる対象として、患者は私を取り入れました。私は表情や態度によって、自分に向けられた患者の期待をはねつけることはしませんでした。患者自身の可能性と価値への信頼を示すことで、しばしば、彼らの恐れは希望に置き換わっていきました。

面接をとおしてプロセスが作られます。患者と別れるとき、そこで交流が中断するわけではありません。多くの場合、セッションとセッションのあいだ、またはセッション後も、私たちの話し合いがどのように患者の心の中で継続されたかを患者は語ってくれています。「セッション後」と私が言うのは、患者のこころに何が生じたのかを、次の面接が端的に示してくれることがあるからです。こうしたことを示す例として、ある男性のところに二回目に会いに行ったとき起こったことを挙げましょう。私は彼には意識がないと思い、呼吸の仕方から判断して、死に向かいつつあり、再び意識を取り戻すことはないだろうと思いました。ところが驚いたことに、彼は目を開き、体を起こし、以前の一度だけの面接で私が彼に言ったことが彼の役に立ったと話したのでした！　彼は私のことを気にかけ、役に立てなかったという私が抱くかもしれない懸念を和らげるために、私を良い気持ちにして去っていこうとしてくれたのです。彼は私の面倒を見てくれていたのでした！

患者を守る

心理療法のプロセスを守らなければならないことが、しばしば起こりました。患者が、「大袈裟に言っている」とみなされているとき、私はその人に対して決めつけた態度をとらないようにしました。こうした場合、患者は「想像上の」症状か、ひどい場合、症状を大袈裟に言っていると考えられてしまいます。医師から「心気症的」と思われている患者に会うよう頼まれると、たいてい看護師も同じ診断を下していました。私がそうした患者に不相応な注意をあまりにも多く向けていると、彼らはみなしました。そのため私は彼らの非難の的でした。

敵意は、それが患者に向けられると危険であり、決して正当化されるものではありません。それは本当に苦痛があるかもしれない現実に対してスタッフを盲目にさせるので危険なのです。苦痛の兆候は目に見えない場合もあるため、身体的だけでなく心理的にも取り扱われる必要があります。このようなネガティブな反応は、健康なケア従事者の「内的世界」のプロセスの影響の一例です。それは、患者の中に誇張や欺瞞といった悪意を見出すというプロセスなのです。そして、その確信の度合いは、患者が「演技している」「かまってもらおうとしている」、医師の前で「目立とうとしている」と**決めつける**傾向の強さに現れます。その結果、患者に対する偏見が生じ、診療に当たる医師や看護師は横柄になる可能性があります。ときには、こうした敵対的な態度をとることで、患者ががんを患っていて重症だという現実がみえなくなってしまうのです。

患者に対する偏見

看護師や医師は自分たちの経験を棚上げし、非合理的にも患者の症状は「本物」でないと主張するかもしれません。たとえば、病院で働くほとんどの人は、失神について知っていて、心の中にあることが原因で失神が起こりうることも知っています。さらに失神を引き起こす考えや感情、そして失神それ自体は意識の支配下にないことも知っています。失神する人はたいていそれが起こることを回避するために、心底、何とかしたいと思っているものです。それが、看護学生や医学生であるなら、特にそうです。しかし理屈で反論しても効果がありません。詩人のオグデン・ナッシュが述べているように、偏狭な人のこころのドアは外側に開き、強く押すほど堅く閉まるのです[*5]。患者に対する偏見には、さまざまな形があります。それは患者が仕事に復帰できるという信念かもしれません。あるいは宗教的な偏見かもしれません。あるがんの病棟の看護師長は、無宗教の患者たちは、宗教を信仰さえしていたら、それほど苦しむこともなかっただろうと信じていました。患者に対する偏見は、しばしば、患者の言うことと反対のことを信じるという形で現れました。家に帰りたいと強く訴えるものの、そのためには何らかの援助が必要だと言う患者は、本当は家に帰りたくないのだと非難されるのです。そして帰宅の援助を求める患者の訴えは、本当はこのまま入院していたいということを示しているとみなされてしまうのです。患者はもうあきらめたと言われるのですが、結果的にそ

＊5　オグデン・ナッシュ（Ogden Nash）の詩、『見つめ合うことは信じることだ（Seeing Eye to Eye is Believing）』から引用。

れで息を引き取ることもありうるのです。

意識清明

ある男性は、自分の乗っていたボートが突然ひっくり返ったことを思い出し、そして一連の出来事がよみがえってきたように思いました。自分の中に無意識の記憶があることに気づいたのは、それからしばらく経ってからでした。彼はパーテーションのそばにいたことを思い出しました。そしてボートがひっくり返ったので、彼を上にした状態でそのパーテーションは倒れて彼の友人を下敷きにしました。数週間後、食器がテーブルから落ちて割れる音を聞いたとき、彼は突然意識を失い、地面に倒れました。その音はボートがひっくり返りだしたときに聞いた音だったのです。というのも、ボートがひっくり返ったのはちょうど夕食のためにテーブルが置かれたばかりのときだったのです。コップや食器が何の前触れもなく割れる音を聞くと、男性は繰り返し意識を失いました。

これは血を見たり、とても悪い知らせを聞いたりしたときに失神してしまう現象に類似した無意識のプロセスです。重大な生理的帰結をもたらす、心理的プロセスなのです。失神しているあいだは、その人は眠っており、意識を失っています。何が起こっているか理解することができず、感情に圧倒されています。人を深い眠りへ誘い、死に至らしめる内的状況があるのです。反対に、行動することのできる現実へと、目覚めさせる場合もあるでしょう。半ば夢を見ている状態では、不快で有害なものが意識に浮上してきます。半覚醒状態では、繊細で美しい創造的な力は失われます。このように、こころの残骸は繰り返し姿を現しますが、新しい見方が発見されるのは、はっきりした意識状態なのです。不完全な無意識状態を作り出す麻酔薬が患者に使用されると、意識がはっきりしているときにだけ動員できる防衛が弱まり役に立たなくなるため、不快で暴力的な考えや感情が表面に浮上してきます。これは病状が深刻な場合に、重要な問題を提起していると言えます。なぜなら、そこでもっともよく使用されるのは、意識を低下させる薬だからです。病状が深刻な場合に、意識を消失させてしまうのではなく、どうするかを患者自身が選べるように、はっきりした意識状態を保っておくことが必要かもしれません。しかしながら「意識清明」が常に奨励されるわけではありません。それに自分の状態を十分に認識している人は、医師や看護師を動揺させることもありえます。

夢

夢は思考の重要な機能であり、心理療法を受けている患者は直観的にその意義を理解し、普通それを自発的に語るものです。重症の患者は夢を報告することはないかもしれませんが、それが興味深く意味あるものとして触れられると例外なく真剣になります。通常、心理療法では、夢の意義は明らかになるのに時間がかかるかもしれません。しかし、がん患者との心理療法の場合、すぐに患者自身が夢の意義に気づくことがしばしばでした。語られた夢について私が説明をしてみたり、それが意味していると私が思ったことをとりあえず話してみたりすることができると感じることがたびたびありました。そうして私の解釈についての話し合いへとつながり、患者が自分の差し迫った問題を理解するのに役立ちました。患者は、夢に導かれて自分の人生の姿について考え、その夢が彼の現状とどう繋がっていたかについて話しました。

大きい車の夢

十五歳の青年が、彼の主治医の若い内科医から緊急で紹介されてきました。主治医の不安はかなりのものでした。彼は患者の反応を恐れていました。というのも、もし自分が患者であり、望みが絶たれて死ぬとわかれば失望して気がおかしくなるくらい怯えるだろうと思ったからでした。その医師は、その患者の不安をどのようにコントロールし、和らげ、また取り除いたらよいか分からなかったのです。

私は、その患者と一時間一緒に過ごしました。その時間の長さと私たちが話し合った内容に患者は興味をそそられたようでした。私がさらなるセッションを提案すると、彼はすぐに受け入れました。

あるとき、彼は自発的に夢を報告しました。彼は非常に大きな車で二車線道路を走っていました。車はとても大きいのに、それほど馬力がありません。私は夢が彼の恐怖を表しているかもしれないと告げました。彼は大男でしたが（彼の身長と体格は平均を上回っていました）、病気に迫害を受けていると感じ、また病気に圧倒されて、自分が弱々しく無力になったと感じているのではないかと伝えました。「先生は、私が主治医にそのように反応していると、そういう意味のことを言っているのですか？」と彼は反応しました。そして顔を赤くして、「先生がそう言ったのは変な気がします。というのは、二、三週間前にちょうど僕自身、自分がそうじゃないかと考えていたのですから」と言いました。

それから彼は「夢は本当に何かを意味しているんだ！」と言い、夢について話し合いをし出しました。コントロールすることができず、意識することもできないこころの部分があることに気づくのはショックだと、彼は言いました。それがどのような影響を及ぼすのかを彼は尋ね、私たちはどうしてそれがコントロールできず、夢や連想をとおして間接的にしかアクセスできないのかを話し合いました。彼の夢について私が大ざっぱに解釈すると、夢に対する彼の見方と自分自身に対する気持ちに変化を引き起こしました。彼は、私が示唆したことを聞くと、自分の考えの流れが止まると言いました。普段は「言葉を失う」ことなど決してなかったので、これは例外的なことだと、そう彼は言いました。

がんと診断されることで、その人が今現在を楽しめなくなってしまうことがあります。たとえ苦痛や容姿に変化がなかったとしても、将来について考え、今を生きることができないのです。がんが隅々まで浸透してしまっているように感じられるのです。次のケースでは、心理療法をとおして、若い男性がこうした感覚を跳ね返し、自分が思うように人生を楽しむことを学びとっていきました。

今を生きる

患者は二十歳の学生で、髄膜腫を再発していました。医学生のときに、彼は母国で最初の手術を受けました。術後、彼は大学を中退しなければなりませんでした。再度手術を受けたところ、腫瘍は当初考えられていたよりも悪性であることがわかり、放射線療法によるさらなる治療が提案されました。看護師たちは、彼がうつ状態になっていて、精神科に転院する必要があると考えました。直接本人に尋ねはしませんでしたが、看護師たちは彼が自殺するだろうと思っていました。看護師たちは特別に用心し、彼が飛び降りないように病室の窓を施錠しました。患者が精神科病院に転院できるように手配してほしいと私は頼まれました。

最初に会ったとき彼はとても落ち込み、怯えているように思えたので、私は翌日から四日間彼に毎日会うようにしました。最初、私は単純に、病気になったことで大学でのいつもの活動的な生活が奪われ、それが原因で落ち込んでいるのだろうと思っていました。抗うつ剤が処方されていたので、私はすぐに一日の投薬量を減らし始めました。私は抗うつ剤の処方を完全にやめるつもりでした。四日目に私が会ったとき、彼の抑うつは軽減しているようでした。薬剤をいっきに減らしていくと、彼はより活発で機敏になりました。彼が今心配しているのは、性的能力の変化でした。これが患者を動揺させ、概して自分が不適切であるという感覚による苦しみとつながっていました。両親がセッションとセッションのあいだに彼を訪問しましたが、彼は帰るよう両親に言いました。両親が醸し出す不安に自分は耐えられないのだと彼は言いました。

私は彼を退院させ、病院の外で私と会って面接できるように取り計らいました。彼には二人の兄弟がおり、どちらもイギリスで歯科医として順調に働いており、うち一人はロンドンに住んでいました。彼はそのロンドンに住む兄弟と一緒に暮らすことができました。

彼は、自分の記憶に悩まされていました。そして自分を小さな男の子のように扱いがちな両親に、かっとなってしまうかもしれないことを恐れていました。彼を担当するコンサルタント医師が、彼が歯学を勉強できるようにロンドンの医学部の歯学科課程への入学許可を確保してくれました。その課程に進むかどうか三カ月で決めなくてはいけませんでした。てんかん発作が起こり、その後に大酒を飲んだことで、彼の初めてのロンドン行きは早まりました。さらに二度、発作は起こりました。

脳波に軽度の異常が見られ、抗てんかん薬が処方されました。その後、彼の脳には大きな嚢胞があるのが判明しました。てんかん発作と二度脳を手術しなければならないという事実に、彼は深刻な衝撃を受け、非常に不安定になりました。彼はスポーツや勉強では競争心がとても強かったのですが、今や無能になってしまったと感じていました。

彼は週に数回、定期的に外来患者として、私が開業している相談室にやって来ました。

彼と最初に会って自己紹介をしたとき、私は彼に、もし私が何らかの仕方で役に立つことがあるなら、ここへ通ったほうがよいことを伝えました。そしてよかったら、心の中にあるものは何でも私に話してほしいと伝えました。私は彼に対して決めつけずオープンでいようとしました。私は看護スタッフから聞いたことに影響されませんでした。看護スタッフもまた彼のことをよく知らなかったからです。看護スタッフは彼のことを恐れ、自殺しそうなうつ病の青年として見ているように感じられました。看護師の多くは彼と同年代であり、医師の多くは自分の身に彼と同じことが起こったのなら、失望するだろうと想像していたのです。彼らはその患者にあると思われたものに同一化していましたが、それは実際には存在しなかったのです。

私は自分が重要と思うことに、彼の注意を向けさせるような質問はしませんでした。まったく先入観を持たず、彼が話したいことは何でも話すよう促し、彼が私自身を利用できるようにしました。彼は、看護師たちが彼に対して持っていた考えには触れませんでしたし、看護師たちの気持ちには気づいていないようでした。彼が最初に語ったのは、二人の売春婦と寝て、射精できないことがわかった最近の週末についてでした。そのことで彼は落ち込んでいました。これは彼の身体に不意に起こった、不安を掻き立てる変化でした。このことについて彼は誰にも話していませんでした。これは彼が服用していた抗うつ剤を含む、薬の副作用でした。彼が治療を受けているあいだ、友人たちは医学課程を順調に歩んでいましたが、自分はもう追いつけないだろうと言いました。かつて大学のスカッシュ部の一軍でプレイをしていましたが、二回目の手術の後、スカッシュをプレイすることはもうできないだろうと感じたのです。自殺について触れることは決してありませんでしたが、彼の訴えの全体的な趣旨は、自分があらゆる点において無能になってしまったという気持ちについてでした。一番驚いたことは、うつ病のための投薬を減量または中止したことで、彼はより機敏で活発になったことでした。

彼の心理療法で目立った点は、脳腫瘍に対する彼の受けとめ方にありました。彼はその責任が自分にあるかのように、恥ずかしく思っていたのです。彼はまるでそれが避けることできたことであるかのように、劣等感を抱いていました。彼は、ある女性とデートをしたのですが、彼女に、これまでの六カ月間ロンドンで、何をしていたのかと訊かれました。彼は、彼女に本当のことを話すのが恥ずかしかったので、歯科医になるのをあきらめて仕事を探していたと答えました。彼は、初めて女性をデートに誘うようになったとき、劣等感を抱いたこと、そして脳腫瘍がちょうどその感情を悪化させたのだと話しました。

セッションの中で彼は、教養を身につけ、知識を得て、技能を修得する機会はいくらでもあったのに、自分は何も知らず何もしてこなかったと自分の人生を振り返って言いました。「すべてを無駄にしてきた!」と。脳腫瘍や二度の手術、青年期の不安のことを忘れてしまったかのように語りました。彼は傷つきやすい孤独な青年のようであり、今や夢は破れ打ち砕かれてしまったと感じ、自分は落伍者という空想が確証されたと感じていたのでした。

それから彼は脳腫瘍があるとわかっても、人生は変わっていないと悟りました。人生は常に可能性を秘めているのだ、と。可能性のなかにはすでにみえているものもあれば、まだみえていないものもあるのです。がんになる前は、すべてを見通しコントロールすることができるという幻想を抱いていました。しかし今彼にできる最善のことは、今を生き、準備を整えることでした。彼は歯学科課程に願書を出し、そしてそれは受け入れられました。そうして、彼はセッションに来なくなりました。兄弟と一緒にスキー休暇に出かけました。しかしその直後にてんかん発作が起こりました。それは脳腫瘍の再発の徴候で、数日の内に彼は昏睡状態となり、病院で亡くなりました。

セッションでこの青年は、自分自身の古い考えと対話することができたのです。セッションは、これまでの彼の人生について検討し、自分がどのように生きることができるかを考える機会を彼に与えました。彼は、自分自身を試すために、再び車の運転を始め、より活動的となり、そしてそれはスキー休暇で絶頂に達したのでした。脳腫瘍のことは考えずに、今現在のために生き、予定を立てたのです。再発するかどうかは誰にも分かりませんでしたし、症状もありませんでした。

患者の内部で行われていった対話の結論が、患者の突然の気分の変化につながっている場合があります。その変化の外的要因が見つからず、看護スタッフは困惑するかもしれません。医学や看護では、探索は主に単一の原因（「病因」）に向かうものであり、一度それが見つかると、それ以上探求するのをやめてしまい、他の可能性に対して盲目になってしまいます。単一の原因が見つからないと、混乱したり狼狽したりするかもしれません。次の患者の場合、いろいろな理由で彼女は意気消沈していたために混乱が生じていました。

内なる敵

外陰がんの切除手術後、その患者はがんが再発しないと聞き安心していました。その二年後にがんが再発すると、彼女は「粉々になった」と言いました。処方されていた薬は吐気をもよおすため中止しなければならず、放射線療法は炎症と痛みを引き起こしました。入院後、彼女は元気で痛みがないようにみえました。病棟看護師長は困惑していました。患者が自分の病状や何が問題なのかさえ分かっているのかどうか、彼女には分かりませんでした。師長がそう思ったのは、当初患者はとても元気そうに見えたからであり、また自分たちが患者の立場だったら、どうしてそんなに明るくいられるのか分からなかったからでした。私がこの女性と会うように頼まれたのは、彼女の気分が変わり、看護スタッフにはとても混乱しているように思えたからです。その患者は家に戻りたいのか、それとも病院にいたいのか、看護スタッフには分からなかったのです。

ノルウェーへ旅行に行き、それから仕事に復帰して、サファリに行くという生涯の望みを叶える計画を立てていると、この女性は私に話しました。このことは彼女が最初に入院してきたときの見かけ上の機嫌の良さの理由を明らかにしてくれました。それは環境によっていたのではなく、まだがんと診断される前に患者が立てた計画を、今も変わらず心待ちにできるという内なる声によるものだったのです。彼女は病状を正確に理解していましたが、その一方で、直面している危険な状況について内的な対話を続けていました。いつ何が起こるか分かりませんでした。がんが大動脈の壁を侵食しており、突然止めようもない出血が起こってもおかしくありませんでした。彼女は別の地域に住んでいたので、自宅に帰るのに数時間はかかるかもしれませんでした。彼女は病院から離れるのを怖がりました。献身的な継娘がいましたが、その継娘は自分が患者を看護するので、患者に帰宅してほしいと思っていました。患者は、継娘にそれをさせてよいものかどうか自問していました。

継娘は、兼ねてより希望していた仕事に就いたばかりでした。もし継母である自分が自宅へ戻ったら、彼女は仕事を辞めなければなりませんでした。自宅にたどり着く前に、何か起こるかもしれないリスクをあなたは分かっているように思えると、私は患者に告げました。患者はもうこれ以上治療は受けないと一貫して言っていました。患者が自宅に戻ったなら、継娘は自分の愛を表現し、自分が継母の役に立てて思いやりを示せたと感じる機会を与えられることになります。患者が抱いていた状況に関する見方に、私は同意しました。患者は自分の進むべき道を自分で決められるのです。建設的なことを成し遂げるために、一か八か危険を冒すこともできました。彼女の状況で確かなことは、彼女がどのように決心するかだけでした。

私たちの面接に生じたプロセスは、論争《ディベート》の性質を持ったものです。そこにはさまざまな意見があったのです。それらは、彼女の心の中で、すべてうまくいく（サファリの計画は実現する）という空想を生みだす魅力的な主人公、今いる場所に留まり、病院から動かないようにするための「安全策をとろうとする」反論。それらの声に抗い、自分を愛し、自分のために人生を犠牲にしようとしてくれている人たちを大切にしたいと心から願う気持ち、です。

彼女は家に帰りたいという自分の気持ちに従うことにしましたが、電車の中で出血する恐れがあり、継娘を危険にさらすかもしれないと思いました。しかしこの女性の窮状を気の毒に思った病棟の看護師の一人が、彼女の自宅まで列車で同行することを買って出てくれました。

この女性は無事に家にたどり着きましたが、その二日後に亡くなりました。家族全員がその場に居合わせました。夫は、患者と共に過ごした二日間を「素晴らしい時間」と呼び、家族の喜びをしたためた手紙を私に書いてよこしました。

がんを患ったことで、活性化された内なる敵が存在し、その結果、前述した例のように、否定的な考えが姿を現すようです。患者は自分の人生が終わったと聞かされ、これによって死を待つだけの無力な存在へと引きずり落とされます。こうした患者に最初に浮かび上がる選択肢には、受け身になること、そして人生を停止させてしまうネガティブな考えを受け入れることがあります。身体的状態からどう自立できるのか、彼らは分からないのです。心理療法のプロセスは、患者の内的世界の中の空想のいくつかを打ち消そうとします。そして、抗い、押し問答する内なる声の意味を解釈することで、心理療法士は物事を明確にすることができるのです。解釈することは、患者にアドバイスすることでも、忠告することでも、安心させることでもありません。それは何をすべきか、または何ができるかを示すのではなく、単純に何が起こっているかを示すことを目的としているのです。この患者の場合、彼女は心理療法で自分の声を取りまとめながら、自分の人生を引き受け、周囲の人々が自分の世話をするのを許し、彼らの気遣いや愛に応える形で行動することができたのです。

絶望を他者へ投影する

がんによって内的世界が崩壊してしまったため、何も取り入れることのできなくなった患者たちもいました。彼らは自分の気持ちを表現できず、気持ちを包容《コンテイン》するための余地やその可能性すらないように思われました。二人の患者のことが思い浮かびます。どちらも若い既婚男性だったのですが、話すのをやめてしまったので、私は会うよう頼まれたのでした。彼らは自分の妻にも反応を示さず、私はがんに先行する出来事の報告から、彼らは内側の破壊的な力に屈してしまったのだと推測することしかできませんでした。どちらのケースも、治療がすべて失敗する心の準備ができていませんでしたし、治療をさらに行う見込みもありませんでした。男性たちは自分の人生が終わったと感じていました。絶望を生みだしているのは、彼らがこうした自分の見方を周囲に投影していることによるように見えました。彼らのこころの中では、自分たちは誰からも話しかけられたり働きかけられたりするに値しないと決めてかかり、話すのをやめてしまったのです。身体に痛みを感じたり、気分が悪くなったりすることはありませんでした。意識があって話す能力も保たれていましたが、誰もわざわざ耳を傾けることはしないだろうという内なる声に脅かされ圧倒されていると感じていたのです。

人生を全うする

一組の夫婦に会うよう、私に緊急の依頼がありました。患者は手術不可能な乳がんを患った若い女性で、これ以上積極的治療はできませんでした。夫は取り乱して泣き続けました。妻自身も人が変わり、夫と話すのをやめ、夫が子どもたちのことを話題にしても反応を示しませんでした。

私はひどく取り乱している夫と会いました。誰からも何の助けも得られず、彼は途方に暮れ、自暴自棄になっていました。自分の妻は有能で強い女性であり、どちらかといえば彼女のほうが強い立場であったと彼は言いました。彼女のいない人生など生きていけない。これ以上治療ができず彼女はもうじき亡くなると聞かされていたので、とても彼女の世話はできないと感じていました。

この夫は、まるで妻がすでに死んでしまっているかのように、彼女のことを扱っていると私には思われました。夫からすれば、妻の人生はすでに終わってしまっており、嘆き悲しみ、うちひしがれた彼の態度は、話すことにもはや意味はないと彼女に暗に告げていました。彼女には未来がないので、彼女と話すことに意味はないというわけです。そうした彼の考えは妻への死の宣告であり、それゆえ彼女は夫と話すことに意味を感じられないのだと、私は示唆しました。私の介入は、夫婦間の行き詰まりを明らかにし、死の宣告を撤回すれば、今現在の生活にも価値あるものがたくさんあることを指し示すことを意図していました。

そうして彼女は再び、話し始めました。彼ら二人のこころの中にあった基本的な考えは、死んでいくのであれば、とりわけ、その正確な時期がわからないのであれば、話すことに意味などあるわけがないというものでした。がんに罹っているかどうかにかかわらず、大多数の人々がこうした考えを持っているというのが実情ですが、こうした見方は関係性の持つ生命力と愛を著しく損なってしまうことになると私は指摘しました。

このケースで私は、触媒として働き、お互いに愛し合ってはいるが、人生はもうすでに終わったという考え（決してそうではありません）に屈してしまった、二人のあいだのコミュニケーションが再生するのに役立ったのです。

本章では、さまざまな形態のがんが、不安、恐怖、失望、そして絶望を伴うようなネガティブな形で、患者とケアの従事者のこころに影響を与えることを読者に伝えようと試みてきました。そうした影響を受けたこころは、身体プロセスにも多大な影響を及ぼし、極度の絶望は死をもたらします。患者の内的世界では、がんは、侵食し、はびこる生きた寄生虫としてイメージされ、そうした空想を中心に迫害感が発達していくこともありますし、こうした感情は、この疾患を恐れながら生活している他者の反応によって刺激されることもあります。第3章では、病院における患者と医師の相互作用と、医療環境の中で自己の感覚を保つことがいかに難しいかを詳しく見ていきます。

第3章　がんが病院の対人関係に及ぼす影響

The impact of cancer on hospital relationships

がんと診断された人は、コミュニティの中でその人が築き上げてきた自己の感覚を失ってしまい、病院内の世界で取るに足りない存在になってしまいがちです。患者は、このように疎外されることで、著しく脆弱になってしまい、結果として、外側の関係性のみならず病院内の関係性も、ひどく蝕《むしば》まれてしまうのです。本章では、病院の世界と、その世界の内部での関係性の複雑さについて論じていきます。患者と医療スタッフ双方の恐れや不安を扱うことができる専門家の存在が、がんの治療にきわめて重要なのです。

入院すること

ロイヤル・マースデン病院のメインエントランスでは、さまざまな解剖学的部位のがんに関するミーティングのアナウンスで埋め尽くされた巨大な掲示板が、すべての来院者を迎えていました。その掲示が、この病院特有の姿でした。これらの掲示は、どんなことが行われていて、医師たちがどのように時間を費やしているのかを宣伝していました。毎週定期的に行われているミーティングがたくさんありました。それらは、さまざまな身体の部位やさまざまながんの形態によって別々のグループに分かれていて、それぞれには「死傷」率も書いてありました。つまり、統計が何よりの関心事だったのです。掲示には、「頭部と頸部のレビューミーティング」「精巣がん」「胸部ユニット・ブレックファーストミーティング」「固形腫瘍グループ」などと太字の見出しで公示されていました。そこには、患者へのメッセージは一切ありませんでしたし、ついでに言えば、看護師へのメッセージもありませんでした。こうした病院の治療を指揮する最高司令部へのメッセージを背に、新患は、受付窓口での妙に明るい問診によって、現実へと引き戻され、自分の立場をわきまえることになるのです。受付係は、新患を身体の部位によって、「胸部クリニックですね」「放射線治療、えっと頭部？　ブロンド先生ですか、脳腫瘍ですね」「頭部・頸部病棟ですね」といった具合に、誘導します。

この種の非人格化は、苦痛な現実に対する防衛であり、それは軍隊でもっともよくみられるものです。軍隊では、個人は「死傷者」になったり、「兵員」は「進軍」したり、「洗浄」に行ったり、「除隊」になったりもします。こうした軍人も医療者も、苦痛や喪失という現実を否認し、傍観者にとどまろうとするのです。一人ひとりの個人は存在することをやめ、その代わりに注目されることのない取るに足りない「患者」がいつの間にかいるのです。病院の中の世界では、静かで、従順な患者は無視されます。抗議をする患者は避けられます。たいていそのような患者たちは、「やりにくい」患者とか、厄介だという理由で恐れられます。抗議をする患者が、故意に無視されることもあります。

がんを治療する病院に入院することは、患者たちが慣れ親しんだ日常生活から離れ、別の世界へと向かうことです。その世界は、とてつもなく強い力に支配されていて、患者たちは何も変える力を持ちません。ほとんど質問もできず、ましてや抗議したり逃げたりすることも、ほとんどできません。大多数の患者が、受け身的に関わっていて、スタッフを怒らせたり目立ったりすることを恐れています。患者一人ひとりの人生において、未曾有の状況にさらされること、それはあたかも戦争へと向かう兵士達のようです。初めてがんと診断された患者は、まるで砲撃《シェル》ショックのように、放心状態になり、口がきけなくなり、呆然としているように見えます。医師と看護師たちは、負傷者と死者のあいだやそのまわりを、テンション高くきびきびと行き来しています。患者と医師のやりとりはほとんどなく、医師は感情を顔にまったく表さず、死刑囚のあいだを通り過ぎているかのようです。統計がすべてなのです。がんとの闘いは、敵に対抗する作戦行動であり、戦争中と同様に、そこには周到な現実回避があります。がん病棟のスタッフは、患者一人ひとりがどのような状態なのかについての全体像を把握することを避けるように訓練されています。そして新兵を徴募する軍曹のように、嘘をつくものなのです。スタッフたちは、苦しんでいる患者との長い会話、親密になるかもしれない会話、厄介な質問、そして真実を避けるのです。

「あちら側」

どのコミュニティにも、できるだけこころの中で直視せず、脇へ追いやりたい場所が存在します。それは、墓地、火葬場、精神病院、がん病院という「あちら側」の人たちが行く場所です。がんの病院に到着した患者たちは、これまでとは違う自分に直面します。患者たちは、生命を脅かす可能性がある病気になってどうでもいい存在として扱われる「あちら側」に属する人となるのです。定期健診の結果という「ニュース」によって、誰もが知る気が滅入るフレーズが伝えられ、患者たちは絶望的な気持ちで病院に着きます。「お気の毒ですが、あなたにお話ししなければならない……」「残念ながら、あまり良くないのです」「〝腫瘍〟／〝塊〟／〝閉塞〟が発見されましたので、調べてみる必要があります……」。言い方はいろいろあれど、これらはすべて「がん」を意味しているのです。病院の中では、患者に「がん」という言葉を口にするのを避けるために、最大限の努力が払われています。がんがあることを示すために、スタッフが利用する暗号があります。たとえば、「新生物」（がんのあらたな成長）、「細胞分裂疾患」（細胞が増殖するときに染色体が分裂することを仄《ほの》めかしている）、「占有性病変」（たいていは脳腫瘍に対して使用される）などがよく使われます。そして、これらの言葉が患者にとって馴染みの言葉になっていくにつれて、その言葉はひそかに他の言葉に置き換えられていくのです。このメタ言語は、患者とスタッフの双方にとって、耐えられないひどい何かが起こっていることの合図となるのです。

専門医は、病に罹った患者との最初の診察で、こうした暗号のような用語を使って、患者の立場に立って考えようとするのですが、専門医の観点から見た患者の立場とは、恐怖と耐えられない失望に満ちているのです。患者が他の何かを感じているかもしれないと想像することは、健康な専門家には難しいことなのです。恐怖や失望は、実際には専門医の恐怖や失望かもしれません。それら専門医のこころの中で生じた感情が、患者へと移しかえられているかもしれないのです。これには二つの重要な結果を伴います。患者のこころの状態が依然として探求されないままであり、対処もされないままであるのに、専門医は、自分は患者がどのように感じているかを知っていると思ってしまうのです。そして、この投影を通じて、患者は事態の深刻さにすぐに気づいてしまうのです。なぜ秘密にされるのかと、患者は疑問に思うのではないでしょうか。専門家がこのように振る舞うということは、これから自分にはどんな運命が待ち構えているのでしょうか。そこには死以外の何もあり得ないのです。

軍事用語に例えられることが、がんの病院ではありふれています。がんは、「侵襲性《アグレッシブ》」あるいは「非侵襲性《ノン・アグレッシブ》」であり、「浸潤的《インベイシブ》」あるいは「非浸潤的《ノン・インベイシブ》」です。がんは、敵を暗示するような言葉遣いで定義されます。それは、病人と看護者双方のこころの中に、畏怖と不安の念を生み出すという点で、特異なのです。悪い結末を伴う病気は他にもありますが、それらの病名は、がんと同じように専門家以外の人に隠されたりはしません。スーザン・ソンタグが『隠喩としての病』（一九七八）の中で述べているように、異質な寄生的侵略者というがんの空想は、特殊な恐怖を生み、そしてその恐怖は、身体のどの部位ががんという寄生物により寄生され、攻撃されているかにより増減します。[*1] たとえば、第4章で示すように、口腔内のがんは、腸などのような頭部から離れた部位のがんよりも、いやなもの、ひどいものとして受け取られます。なぜならそれは、口腔内の方が、自己の中心的な場所であると受け取られるからです。中心的な位置から離れれば離れるほど、自己の感覚は遠ざかり、いくらか分離させることが可能になるのです。

病院という世界

患者の旅は、がんの病院や診断センターを紹介されることから始まります。普通の生活から、受診、検査、治療という別の生活への転居を意味します。病院という世界は馴染みのない世界で、入院すると、患者はすぐに、そこで働いている人たちと自分との違いを感じます。患者にとっては、この世界は恐れや戦慄を呼び起こすのですが、スタッフには、恐れるような世界ではなく、慣れ親しんだ世界なのです。患者のこころの中では、病院生活は二種類の人たちで成り立っています。一つはがんを持つ人であり、もう一つはがんを持たない人、すなわち傍観する「向こう側」の人です。がん治療の世界の一部となった患者は、他者が決めた旅行の受け身的な旅行者になっています。この点で、患者は特別な共感的なケアを必要としているのです。患者が、情緒的な負荷を引き受けてくれることができて、かつそれを厭わないスタッフのいる病院の腕に包まれるためには、診療で平等な関係が必要になります。これには、病気だけを見るのではなく、その人を見るというアプローチが求められます。しかし医師や看護師達は、いつも実際的あるいは技術的な何かを施そうとする傾向があります。その結果、自分が外されている感じが患者には残ってしまいます。外来部門では、主任看護師が管理運営しており、患者たちは確実にケアされていましたし、一人きりで泣いているのを放置されるようなことはありませんでした。今日、英国の医療資源が不足し過剰労働のＮＨＳの病院では、スタッフが苦しんでいる患者の情緒的なケアに費やせる時間は、ほとんどありません。NHSでは優先すべきものが変わってきており、同様に看護の概念も変わってきました。母性的で思慮深い看護師たちが患者全体を取り仕切るという観念がなくなり、代わりに看護師たちは、心身ともにかかる重い負担から離職に追い込まれ、生死に関わる状況での要求に対応するための時間も訓練も施されていない状況になっているのです。

がん患者の全人的《ホーリスティック》な治療は、病院業務に忙殺されている医師や看護師に、途方もなく複雑なジレンマを引き起こします。医療資源の不足だけでなく、スタッフには、患者の状況をより耐えやすくしてあげるために、何を言い、何をすればよいのかを知ることが難しいのです。とりわけ治療中のがん患者に関しては、見た目がひどく醜くなること、能力の喪失（たとえば話すことなど）、孤立、そして死など、「想像もできないようなこと」を、病院スタッフは自分のこころの中で扱わなければならないのです。

不適切な行動

多くの患者は、自分の病気がケアの担当者にもトラウマティックな性質を持つことを理解しています。そのような患者が、自分を世話する人を安心させようと、優しくしてなんでも受け入れることは、非常によくあることです。これは、私が病棟の中央に置かれた肘掛椅子に腰かけているときに、思い知らされたことです。たくさんのスタッフが病床のあいだを行き来しており、私は紹介されてきた一人の女性と話していました。彼女は六十代で、もとはドイツからの難民としてイギリスに来た人でした。私たちは、ソルジェニーツィンの『がん病棟』[*2]という本について話していました。私たちが座っているところを通りかかった若い医師が、

＊1　Sontag, S.（1978/1979）. *Illness as metaphor*. New York: Farrar, Straus & Giroux, 1978, London: Allen Lane, 1979.
＊2　Solzhenitsyn, A.（1968）. *Cancer ward*. trans. N. Bethell and D. Burg, London: Penguin.

私たちに気づきました。彼女はこちらにやって来て、私たちの会話に割って入り、その患者のあごの下を軽くつつき、「あなた、今笑ってる！」と言い、そして歩いて行きました。その患者は「はい」と言って、頷きました。彼女は私のほうを振り向き、両肩をすくめたのでした。

その若い医師は、この知的な患者に対し、まるで子どもを元気づけるかのように振舞っていました。いろいろな意味で、このシナリオは、必然的で、無理からぬものでした。この医師は、病院という舞台で何とか役をこなそうとしている二十代の不器用な女性でした。社会的には未熟でも、善意を持ち、彼女は自分の専門家としての大きな役割は意識していました。患者は、成熟した大人ですが、その医師のことを、自分の命に強い影響を与える決定を下す人とみなしていたのでした。彼女は、医学的な知識を持っているだけでなく、自分の父母や祖父母ぐらいの年齢の見知らぬ人と会話を好きなときに始め好きなときに終わる権力までも持っていたのです。これは、この若い医師はもちろんのこと、患者たちにとっても新しい経験でした。しかし、ちょうど私の患者が見せてくれたように、患者たちはたいてい、年下の医師から子ども扱いされることを許容していたのでした。どんなに独立心が強い患者でも、がんはその人を受動的なものにし、何にでもありがたく思わせるのです。

がん患者になれば、人は皆このように振る舞い、考えなければならないわけではありません。患者ではない普通の人のままでありながら、自分の過酷なありさまをちゃんと見てくれと要求することができます。崩れ落ちる橋に立ち往生し、追い詰められた人たちのように、助けを求めて叫ぶこともできます。しかし患者はそうはしないで、自分たちは助けてもらう価値がないかのように振舞いがちです。患者たちはたいてい従順です。そして無意識的には、病院や病院のスタッフに、自身の病気についての真実に向き合えないことを投影しているようです。これにより、結果として、患者とスタッフの双方が、意図せずに共謀して、もはや患者を援助することはできないと諦めてしまうかもしれません。スタッフががんの恐怖を共有してしまうことはよくあることで、患者の精神的な充足感にひどい影響を与えてしまう可能性があるのです。医療スタッフが、がんやがん死という苦痛な問題を扱うのには、いくつかの方法があります。一つは否認すること、自分自身は絶対にそんなことにはならないと自分を安心させます。これは、同時に、患者と自分とはかけ離れていて、違うと感じてしまうという残念な結果になります。別の防衛戦略は、精神的な痛みや苦しみにではなく、身体的な痛みに関心を向けることです。このようにそれが自分にできるベストであるという理由で、緩和ケアの効果に関心が向けられることがよくあります。これらの至極もっともな防衛によって、どれも患者の気持ちを考えられず、結果として患者は強い孤立感におちいりうるのです。このような状況で、患者の苦痛は、共感や包容《コンテインメント》の表現を通じて満たされる必要があるのです。自分は一人でないこと、たとえ結果が治癒であろうが、寛解であろうが、死であろうが、医師や看護師は、その最後まで居てくれる、関わってくれるということを、がん患者は特に知る必要があるのです。悲しいことに、死にいく患者が優先されることはなく、彼らのために特別な人が割り当てられることもないのです。

医療スタッフ側の弱点

がん病院では、医師や看護師は、ある特殊な状況によって、自分自身や患者についての考え方に影響を受けます。医師や看護師は患者の前では、舞台の「登場人物」のような存在になるのです。患者と医師は互いに見知らぬ者同士なのですが、突然、いわば舞台の上に放り出される羽目になるのです。一方は、「衣服を脱がされ」、見知らぬ人と出会い、自分はどんな風に思われているだろうか、自分に割り当てられるのはどんな種類の人間だろうか、そんなことを思いながら困惑し、恐れ慄《おのの》いているのです。もう一方では、医師と看護師は、あたかも自分に生じる畏敬の念や服従には慣れっこであるかのように、涼しげに行動しています。自分の好きなように、誰とでも話すことができます。一本調子で感情を表に出さないこともできるし、あるいは見下したようにもていねいにもできるし、あるいは優しく親しげにすることもできるのです。医師は、すぐにでも使える解決法と陽気なコメントで、死の運命を感じている患者の気持ちを緩和する期待にこたえなければならないと思っています。若くて経験の浅い医師は、あらゆる年齢層の見知らぬ患者に対して、自分にあてがわれた医師という役割を知らぬ間にとるようになってしまいます。彼らは、患者には、診てもらいたいと思う医師を選り好みすることはできないことは分かっています。医療スタッフのこの尊大さは、こころの原始的な部分に関わります。これは、裕福な家に生まれ美しい容姿に恵まれた子どもや王室に生まれた子どもが、自分は本当に重要で特別な人間であると信じるようになることを思い起こさせます。医療において、この種の尊大さは、病気への真の共感を育むのに役立ちません。そのかわりに、医師は権力を持つことで、患者から距離を置いてしまい、患者は畏怖と卑屈さを持って医師と関わるのです。

医師は、患者は解決法や安心できる提案を期待していると想像するので、そうしたことを提示できないと、失敗したと感じるかもしれません。また看護師も、自分は患者をより良くできるはずだと感じているし、患者がそうした思惑どおりに反応すると、看護師は実際に気分が良くなります。しかし患者が、具合が良いと言わないと、不本意にも、医師や看護師からその高められていた地位を奪い取ることになり、医師や看護師は強い怒りを感じる可能性があります。そうした患者は、恩知らずの、気難しい変人、あるいは痛みの閾値が低いなどとラベルが貼られるかもしれません。

前述した力動に直面した患者と医療スタッフの脆弱性が、心理療法士を起用する強い理由の一つでしょう。心理療法士は、心理学の専門技術を持つ専門家ですが、内科医や外科医を包んでいるような神のようなオーラは纏《まと》っていません。院内では、患者とスタッフ間の力動はある程度認識されている必要があります。患者はがんによってしばしば余命宣告を受けていますし、医療スタッフはそうした患者を抱える大きな負担があります。それでも、スタッフもまた、患者の気持ちにもっと自由に応答するべきです。しかしながら、医師や看護師は皆、自分たちの「内的世界」では、問題を解決したり患者の具合を良くできたりしないと、嘲られたり嵐のような批判を浴びたりすると感じています。しかし、がんのあらゆる側面に対する治療法や解決法を見つけ出さねばならないわけではないということに、医師や看護師は気づくべきです。医師や看護師は超人ではありません。問題なのは、医師や看護師は患者の情緒的問題を援助する訓練を受けておらず、そのことで批判されると感じているかもしれないということなのです。この批判は、内的な嵐から生まれている可能性がありますが、外的な力による産物である可能性もあります。患者からの「投影」によって、医師は自分を非常にパワフルに感じることがあります。しかし、このような投影は、患者と医師のあいだの関係《ラポール》を妨げるという点で、良い治療の土台を崩していくのです。そして、この状況の真実を見えにくくする煙幕として作用しうるのです。医療の世界に内在する尊大さは、病人、しばしばおびえた病人の生死を左右する立場の人に付与される権力から生まれるのですが、それが専門家たちを駄目にしているのです。

「悪い」患者

私が働いていた病院でのことですが、ある病棟の看護スタッフ全員が、ある一人の患者に困っていると言ってきました。看護師たちの不満は、その患者のために何をやっても、決して気分が良くなったと言わない、というものでした。感謝の念はまるでなく、その女性患者は決して「ありがとう」とは言わないのです。看護師たちのこころの中で、彼女は「悪い対象」になっていて、看護師たちは、この悪いという知覚や空想を支持すると思えるあらゆる証拠を集めていました。たとえば、彼女は間違いなくがんなのですが、彼女が訴える症状を実際に引き起こしているものが何なのか、カルテの中では分からないと記されたりしていました。看護師たちは、彼女の症状は「現実」ではないことを意味していると解釈し、彼女は病状を大袈裟に言っているだけだと結論づけていました。これは、彼女に向けた看護師の怒りを正当化していました。看護師の目には、この患者は、気遣ったり、看護に最善を尽くしたりするには値しないと見えたのでした。

実際には、この患者の病気は重篤で、呼吸するのさえも大きな支障があり、そしてとても強い不安を抱えてもいました。彼女は回復の見込みはないだろうと思っていて、十二歳になる子どもの養育についてのサポートがないことを心配していました。彼女はシングルマザーで、身内や使える資源をまったく持っていませんでした。病気は耐え難いほど急速に悪化し、彼女には死を迎える準備ができていませんでした。彼女が死を迎える準備を一緒にしてくれる人もいませんでした。だれも彼女の苦境に寄り添おうとはしませんでした。医学的には、彼女のがんの身体症状を和らげるためにできることは何もありませんでした。「あなたは死ぬのよ」とは誰も言いたくありませんし、子どもの養育に役立つことは何も試みられず、公的機関に通告することもありませんでした。彼女の苦境に気づかないようにする看護師たちの防衛、そして看護師たちの無力感に対する防衛が、この女性を詐病者呼ばわりさせていたのです。看護師たちがこころの中に描いていた患者像は、看護師たちが自ら構築したものだったのです。彼女は悪い患者になったのです。彼女がもっとも困っているときに、愛情のこもった眼差しを向ける代わりに彼女は見捨てられ、そして彼女は見捨てられたと感じていたのです。

「良い」患者

医師や看護師が伝えるべきことややるべきことが分からないとき、多くの患者はそれに気づきます。多くの場合、助ける能力がない医師に同情し、そのため、おとなしく横になったまま、助けを求めることをしません。こうしたおとなしく、従順な患者はおそらくもっとも苦しんでいますが、ほとんどトラブルを起こさない「良い患者」と見なされます。これは、一九五〇年代初頭に、ボウルビィとロバートソンが実施した、子どもが病院に入院する子どもたちの経験に目を向けた研究成果を彷彿とさせます。[*3] この研究で、彼らは、子ども病棟に子どもたちが親と離れて入院するときの様子を描写しています。その当時、子どもの入院に際して、親が病気の子どもに付き添って泊まることを勧められることはまずありませんでしたし、親との別れをだらだらと先延ばしにすることも勧められませんでした。そんなことをすれば、子どもたちを「より悪く」してしまうと考えられていたからです。すなわち、取り乱したり、泣き叫んだりさせてしまうと思われていました。元気よく別れることが理想だったのです。そして代わりに担当看護師長が引き継ぐのでした。このような設定では、置き去りにされても、泣いたり駄々をこねたりしない子ども、つまりおとなしい子どもが「良い」と思われ、泣き叫ぶ子どもよりも苦しみは少ないと思われてしまいます。ボウルビィとロバートソンは、このおとなしい、ゆえに、良い患者という神話を論破し、おとなしい子どもは、もっとも深刻な抑うつに陥っていることが多いことを示しました。同様に、この発見をがん患者にあてはめれば、従順で、おとなしく、素直に感謝をしてくれるがんの患者は、病気とその治療、その効果に最もうまく対処できており、継続した愛情のこもったケアを必要としていないと考えることはできないということなのです。

ファーストネームで呼ぶこと

初診の後、あるいは初診のときでさえ、患者は身内や友人の付き添いなしで来院するかもしれません。患者は医師、あるいは医師や看護師たちの治療チームに会うのですが、そこには見せかけだけの親しみやすさしかありません。患者のファーストネームが使われるかもしれません。そして、次に会うときにもそれは再び繰り返されるでしょう。ある面、これは奇妙な振る舞いなのですが、親しみ深い関係であることを伝えるために意図的に行われているのです。スタッフは、自分自身の気持ちを楽にさせるためにファーストネーム

＊3　Bowlby, J. & Robertson, J. (1952). A two year-old goes to hospital. *Psychoanalytic Study of the Child*, **7**, 82–94.

を使います。彼らは患者を「よくわかっている」という妄想を抱いていて、患者は自分がホテルのパンフレットの中の「お得意様」の客のように歓迎され、尊重されていると感じるに違いないと決めつけています。場合によっては、それは厚かましくて無遠慮だと思われるかもしれませんが、患者の身内を呼ぶときにもスタッフがファーストネームを使うことがあるのです。しかしながら、きちんと敬称と名字を使うことで、患者の重要性や個性への「尊敬」を示すこともできるのです。

ある女性患者は、治る見込みがない、致死的ながんに罹患していて、数年間にわたり定期的に専門医との診察を続けていました。あるとき、その専門医は、彼女が娘と一緒にいるのを見かけ、二人とも診察室に招きました。すぐに、専門医は娘のほうをファーストネームで呼び、患者を呼ぶときには三人称代名詞である「彼女」を使いながら、病気がどのくらい進行していて、「彼女」の余命はどのくらいかといった、身も凍るような、恐ろしい病気の経過を話したのです。患者は愕然としました。その話は、彼女が聞かされていたものとは異なる話だったからです。寒気がしました。その専門医にとって自分はひとりの人間として存在していなかったことに、患者は気づいたのです。そしてその専門医は、人のことはどうでもよく、自分が快適に過ごすために、見せかけだけの嘘をついてきたのだと思ったのでした。彼女は、その専門医は自分がそこにいることを忘れてしまっていることにも気づきました。実際、彼は基本的に彼女の娘に向かって話していたのです。この時点で、患者は「私はまだここにいるのよ！」と言って、話を遮りました。その専門医は、彼女が聞くべきでない、聞かないほうがよい事実を、彼女の目の前で、彼女の娘に話してしまっていたようです。

その医師のこころの中では、何ら悪気はなかったのですが、この娘さんと**膝詰めで**話をしたいと思うがあまり、自分が患者を軽視していること、未熟であること、そして患者と娘の両者に対して無神経であることを露呈してしまったのです。こうした真相を隠しておくために、医師は、一貫したやり方で情報を伝える必要があったのです。ファーストネームを用いるうわべだけの親しい関係というベニア板の後ろに隠れていた、実は患者への配慮に欠けているという彼の実態が暴露されてしまったのです。

共感の欠如

ある外科医が、外来の診療室で診察をしながら、ある女性患者と愛想よく話していました。外科医は、彼女のことをよく知っていました。彼女はプロのライターで、繊細で、洞察力のある人でした。彼女の着替えのために、彼はカウチの周りのカーテンを閉めて、部屋の反対側へと移動しました。ほんの二メートル離れただけの場所で、外科医は、彼女のことを別の人と話し始めたのですが、それは彼女も知らないことでした。そこで話されている情報は、彼が彼女と会っているときに話してくれたこととはまったく異なっていました。カーテンの後ろで、彼女は彼が言っていることすべて、後に彼のカルテで確認されたその詳細を聞きました。

この外科医のケース、そして先述の医師のケースで見られるような共感の欠如は、専門家の側に、他者がどのように感じるかを理解する能力がない兆候です。患者の情緒的なニーズに対する専門家のこのような「盲目さ」が、たとえ患者たちが目の前に座っていようが、病室のカーテンで隠れていようがおかまいなく、トラウマを抱えた患者の自己の感覚に大きなダメージを与えるのです。患者がどのように感じているかを考えるのではなく、医療者は、患者には感じたり、理解したりすることができないとみなすのですが、実際は自分自身が感じることや理解することに欠けていることを投影しているのです。前述のどちらのケースにおいても、患者はそのような待遇にひどく落ち込み、腹をたてていましたが、それに対してどうすることもできないのでした。

患者が、重要だと思うことについて話す機会を与えられることは、めったにない貴重な特権なのです。不幸なことに、医学の訓練や志向性は、病気と関係しない、人生や人間関係についての問題を患者が抱えているということに対して、医師や看護師の目を見えなくさせてしまうことがあります。このように患者が抱える問題とは、「生きること」全般に関することで、たとえば、自分の死後の生活のために、配偶者や子どもなどの他者にどんな準備をさせようか、といったことがあります。自分が死ぬ前に解決を見ておきたいと願うような深刻な問題を抱えている人もいます。重苦しい気持ちを抱えており、自分の精神的な痛みや苦しみを理解してくれる人に話して楽になりたいと思う人もいます。プライバシーや秘密保持を確保することが、こうした人にとって重要であり、場合によっては、患者が病院環境をまるで牢獄のように感じていることが、十分に理解されていないのです。

パーソナルスペース

終末期の病に罹っている患者は、侵入されたと感じやすいので、はっきりと境界が区切られたパーソナルスペースが必要です。私が出会った、ある患者は、自分のことを話せませんでした。これはがんのせいではなく、彼の妻に原因がありました。妻は常に彼のそばにいて、そして彼は「もの静かな男」で、自分自身のことを話すことができないと常に言っていました。妻は、彼がとても控えめなので、自分が彼の代わりに話しているのだと主張していました。彼女は、彼がいかに落ち込んでいるかを話し、それに対して「投薬治療」をしてほしいと思っていました。彼女は、彼との関係や彼と息子との関係を理想化していました。そして、その息子は効果がほとんど期待できない外科手術を、彼に強く勧め続けていました。しかしながら、この患者は私と二人きりになると、まったく違う話をしたのです。彼は、治療については自分が決定できる自由が欲しいと思っていました。彼は、これ以上の診査手術を望んでいませんでした。彼の兄も父も、同じタイプのがんに罹っていて、「その実情を知っていた」のです。妻や息子は外科医に再び診てもらおうと努力していましたが、彼は自分がもう治らないことをわかっていたのです。

患者と医師間の交流の複雑な性質は、何でも知っていて決断力のある専門家に診てもらうことを望む患者のニーズを医師が満たしたいという願望に主に由来します。医師の心の中では、医師のことを、自分の行いに何ら疑いを持たない自信に満ちた専門家として崇めている患者への微妙な同一化があるかもしれません。このため、医師は、患者を心配する必要はないと思ってしまうのかもしれません。患者も医師も、医師は何でも知っていると信じる必要があるのです。この観点から、結果として、患者一人ひとりのこころの状態については何ら尋ねる必要がないということになってしまうのです。医師は博識のマントを羽織って、がん患者の病棟を闊歩することが可能になるのです。

心理療法の価値

それゆえに、がんの病院は、医療スタッフが、がんが患者とスタッフ自身とに及ぼす影響に反応している場所なのです。怯えた患者は、しっかりして前向きに思える人なら誰にでも信頼を置きます。通常それは、治療にあたっている医師や看護師です。しかし、前述したような医療者イメージと密に同一化することは、消耗を引き起こす可能性があります。なぜなら、患者の状態に関する真実が、いつもはっきりと伝えられたり、話し合われたりしているわけではないからです。精神分析的心理療法士としての私の介入の目的は、その病状の真実を回復することであり、そして患者が自分の考えを話すことができるような自由で、開かれた空間を提供することなのです。私と患者は、シンプルで直接的な言葉を用いてやりとりをします。そしてそこには、私自身のほうを安心させようとするような試みも、患者の身体の状態に関する真実を回避しようとする試みもありません。

私は、紹介状やカルテから知ったことは、すぐに患者と共有します。そこには二つの要素があります。一つは身体の状態と病気の進行であり、もう一つはなぜその患者を見るよう頼まれたかという理由です。医師のカルテには、はっきりと書かれています。たとえば、「緩和できない痛みを訴えている」「前途は暗くて、これ以上の治療は考えられない」「患者は苦しんでいる」と書かれていたり、あるいは「訴えている」「要求している」「怖れている」「家族状況は良くない」などと他の単語が使われていたりします。私は、どのような状況に**みえるか**ということに留意します。そして、自分がそうした医師の一人ではないことを明確にします。私は、その状況を自分はどう思うか、そして患者はどう思っているかを率直に患者と共有していました。同時に私は、患者に会うためにここに留まるし、戻ってくると言いました。たとえ、何が起ころうとも、です。

私たちは、がんは今や治療不能であり、遅かれ早かれ、患者は死ぬだろうという結論に達するかもしれません。しかし患者は、ほとんどいつも気持ちを切り替え、そして状況がわかってホッとすることが多かったのです。患者たちは、自分の人生と、自分にとってもっとも重要なことについて話すのでした。会話は、がんや身体の状態の話から、患者たちの内的世界の特徴の話へと移り変わっていきました。私は患者の話すことをよく聞きながら、解釈したり、誤解などに気づいたときには可能な限り明確にしたり、ときには別の解釈をさしはさんだりしていました。

ひとりの精神分析的心理療法士としての私は、患者にとってのパーソナルスペースを代表していたので、強い義務感と保護的な気遣いをもって患者を受けとめました。このようなやり方で患者と会い始めてから間もなくして、病院内での私の存在が、内科や外科の同僚の多くに幅広く影響を与えていることが分かってきました。同僚たちは私の介入によってサポートされていると感じていました。私が、患者への援助において大切だと思い、守った原則は、部分的に私の精神分析的心理療法の経験からきていましたが、こうした肯定的評価を通じて、そうした原則が、がんによりこころが打ち砕かれてしまわないように、何とかしようとしている患者への、病院でのケアを変化させる方法の一つであるという結論に導かれていったのです。

医療スタッフの疑念

医療スタッフの騒がしいクリスマス・パーティーの中で、一人の女性医師が自分のがん患者に私が何を言ったのかと尋ねてきました。「先生とお話ししたあの患者さんですが……彼女はあの後本当に良くなったんです！　先生はいったい何を言ったのですか」この女性医師が、「ただ話すだけ」で患者の助けになるとは予期していなかったことは明らかでした。それよりも彼女は、まるで魔法の処方でもあると信じたがっていました。もし私が彼女にその処方が何なのかを話したら、彼女は自分も同じことができるだろうと思っていました。技量や訓練が必要となるとは考えもしていなかったのでしょう。他のベテラン医師は、自分の患者との私の仕事の価値は認めるが、私が行ったことを看護スタッフにやってもらうことはできない、と私に言いました。看護師にとっては複雑すぎるからだというのが、その理由です。それは、私へのお世辞でしたが、看護スタッフの訓練をしていた私にとって破壊的なコメントでもありました。一方では、私の仕事は価値を半減され、他方では、私が行った秘儀は、「伝承すること」ができないものとして評されたのです。これらのコメントの背景にあるのは、怖れと失望だと思っていました。このベテランの医師は、精神分析的心理療法的アプローチよりも認知療法的なアプローチを好んでいました。なぜならそれは理解しやすく、それゆえにコントロールしやすいからです。認知療法は、この医師からすれば、自分の博識に影響を及ぼすことはなかったのです。[*4]

私が心理療法士としてがん患者と面接をし始めたとき、私の実践と手順は、病院スタッフからの厳しい詮索の目をずっと向けられていました。六カ月くらい経ったころから、私が患者にもスタッフにも必要なサポートを提供していると、だんだんと受け入れられていきました。改善がみられるようになるのに、それほど長い時間はかかりませんでした。ベテランの医師のなかには、いつもは病院の精神科医とは敵対していた人もいたのですが、私に自分の親族の患者を紹介してくるようになりました。それゆえに、心理療法の方法や原則についての講義やディスカッションや説明をしなくても、病院システム内にかなり重要な変化がありました。もっとも重要な成果は、患者の地位が上がったことでした。気遣われる人になったのです。そして医療スタッフは、自分自身のため、病棟や診療科のためにこれを望んだのです。医師や看護師の肩から、重い荷物が降ろされたのです。

ほんの六カ月で、医療スタッフそして私自身も、絶望的とか、「終末期」などと見なされていた患者に対して、ポジティブな何かを行うことができると分かってきたのです。患者の中にも変化が見られました。それは、以前には見られなかったものでした。この変化とは、苦しみ、恐れたこころの状態から、不安ではあるものの一人の人として自立したこころの状態への変化です。患者は、自分の身体の状態が急速に悪化することによって、心が押しつぶされそうになったり、苦悩を感じたりします。患者は、医学的な助けを求めて医療スタッフを頼ります。しかし、看護師が与えることができないことを看護師に要求することはありませんでした。たとえば医療スタッフや看護スタッフに患者が、もっと**時間**を取ってほしいとは要求しませんでした。私が介入することで、患者に必要な心理学的サポートも安らぎも提供することが可能になり、がん病棟に、希望の感覚が作り出されました。そして医療スタッフは、罪悪感の重荷を背負うことなく、看護師や医師としての務めに専念できるようになっていました。

私の経験では、医師と看護スタッフは、がんに関わる業務によって影響を受けているのですが、しかし従来の訓練のやり方では、こうした専門職が、その苦境がさまざまな形で現れている患者に対処するには、ほとんど役に立たないのです。がん患者への対応を見直すことで、地域社会や病院で、がん患者の受け止められ方が変化するようになることは明らかであり、それは喫緊の課題なのです。医療チームのそばで働く精神分析的オリエンテーションの心理療法士、すなわちこの病気のより悲惨な情緒的側面を扱うための訓練を受けた者の存在は、二つの要素からなる影響をもたらします。一つは、患者が身体の症状に対する気持ちを表現できる必要がありますが、そうすることができる手段が得られるため、自分がより全体的で、より統合された存在であると感じられるようになり、助けとなりうるのです。もう一つは、医師や看護師が、心理療法士とともに、この病気のすべての側面を扱う過程で協働できるようになるので、サポートが得られ、負担が軽減されることになるのです。

コントロールを失うことの恐怖

ある患者は、腸にがんができて、そのがんが腹壁へと拡がり、そこから突き出ていました。その患者の妻が、夫には睡眠の問題があると訴えていると、ある看護師が私に話しました。夫が病院から自宅に戻ったとき、ひと晩中寝ずに起きていて、もし寝てしまえばそのまま死んでしまうのではないかと恐れていたのです。

＊4　認知療法は、行動主義を「心理療法」に適用している。その基本的なコンセプトでは、脳はコンピュータのようであり、われわれは情報処理装置である。そのコンセプトは、われわれが情報をどのように処理しているかを調べるための実験的なアプローチやその他の科学的アプローチから採用されている。認知療法は、患者が情報を処理するやり方を変えることを目的としている。そして情報処理過程の不具合が、「症状」を産み出すと仮定されている。人をコンピュータープロセッサーや生物学的な存在ではなく、人そのものとして見る「力動的な心理療法」とは正反対のものである。

病棟では、彼はベッドで背筋をピンと伸ばして座っていて、看護師や医師は、彼とどう話をしてよいか分からないとのことでした。彼はとても怒っていました。最初に私が彼を紹介されたとき、彼は、誰とも話す必要はないと、怒って言いました。彼にがんについて尋ねると、自分自身で「打ち勝つ」つもりだと強く主張しました。彼はすべての鎮静剤、鎮痛剤を拒否していました。なぜなら、医師がそうした薬を患者たちに投与するのは、患者が死ぬ前に、意識を失わせるためだと信じていたからです。これは治療の拒否であると見なされ、彼は放っておかれました。数日後、彼は私との面接を求め、医師が強いモルヒネを投与して「自分を殺そうとする」と恐れていることについて私に話しました。彼はがんに罹患してしまった今、自分の人生を思いどおりにできなくなることを恐れていました。

その後数回の面接のあいだ、彼はこの怖れについてさらに話しました。私は、彼が、視野が広く健全な哲学を持つ、知的で思慮深い男性だという印象を持ちました。病気に罹ってしまった今、彼は妻と子どもたちの養育に対して、これまで以上に責任を感じていました。しかし、もちろん、彼の病気の性質上、それができなくなっていました。このような恐怖や不安を話すような数回のセッションを持った後、彼はごく控えめな量の、しかも彼が量をコントロールできる形で、鎮静剤を使うことを条件に帰宅を許可されました。そして、彼は病気になってから初めてぐっすりと眠れたのでした。患者があまり騒がずに死ぬことを望む空想上の医師という悪い内的対象が、以前には眠ることを許してくれなかったのです。コントロールを失うことの恐怖について話すことにより、そのような内的対象の力は弱まり、彼の休みたいという欲求のコントロールを取り戻すことができたのです。

あるとき、彼がスケッチをしているところを見かけました。彼は絵を描くことを学んだことはないが、面白いので好きだと言いました。彼には未開拓の才能があるように私には見えました。私は、自分が持っていたベティ・エドワーズの『脳の右側で描け』を彼にあげました。彼の余命はわずかでしたが、私たちはそれは無関係であると思ったのです。なぜなら命は、それがある限りまっとうされるべきだからです。再び、彼はコントロールできるという感じを持つことができました。彼は、自分の家族が彼のところに訪れやすくするために、自宅から近い小さな病院に行くことを決めました。死を迎える準備に際し、彼は、怒りに閉じこもっていることから、アドバイスやサポートを求めることなく、自分や家族のために決定できる自立した男性へと変化したのでした。私は、アドバイスはしませんでした。これだけでも、彼の内的世界の政治に変化をもたらすに十分だったのです。彼の心の中では、私は彼を取り入れた人で、そして彼がどのようであってもそれを許容する人でした。医学界全体に対して攻撃的で防衛的な怯えた人から、しっかりとした考えを持ち、耳を傾けてもらえると感じる人へとこの男性が変容したことは、病棟中の皆にはっきりと分かりました。最初、この患者は、医療スタッフに絶望的な課題を突き付けていました。彼は「良く」なれなかったし、彼のがんは取り除くことができなかったのです。私のアプローチは、彼を縛り付け、前向きで創造的な思考を妨げている迫害不安から、彼を解放する役に立ったのでした。彼を解放した精神分析的な介入がなければ、彼の置かれた状況は、どうしようもない非常に痛々しいものと思われていたでしょう。がんが手術不能であったのと同様に、彼の心の状態も、彼だけでなく彼を取り巻く人たちからも「手術不能」と見なされていたのです。

言葉をうまく使うこと

皮肉なことに、がんの病院は、たった数語が人の心を挫くということにかけては有り余るほどの証拠が存在する場所なのですが、言葉は建設的にも使えるという可能性が考慮されることがほとんどありませんでした。人々は自分が受け取る情報のせいで非常に苦しめられることがありますが、適切な言葉を使用すれば、自分の身体や世界が崩壊しつつあるという事実を知ったとしても、統合を達成することはできるのです。がんがある場合の精神分析的心理療法の質は、まったく特別なものと言えます。そこには、日常的な心理療法にあるごまかしがなく、もっとも重要な生と死の問題をめぐって進んでいきます。がん患者は最初から、それが、懸命に聴いてくれる人と自由に話すことができる、稀でユニークな機会であると見なしてくれています。身体的には健康な人々との精神分析や心理療法でときに起こるような、自分の考えを自発的に、自由に話すことの難しさは見られません。一般的に、病気を抱える患者は、自らの病気という現実に直に向き合い続けていて、自分が感じていることについて驚くほどに雄弁になるのです。がんに罹った患者の内的世界に劇的な変化を産み出すのには、それほど多くの時間を必要としません。こうした状況下では、精神分析的心理療法は、短期間のうちに、生きる力を与えるきわめて重要な介入になり、濃密な質の高いやりとりになるのです。これは、限られた時間でいかに多くのことが達成されるかを知らしめられた、ある種の啓示のような経験でした。

病院で応用されるような精神分析的心理療法と料金をもらって個人開業で実践するそれとは、極めて対照的です。二つの非常に重要な違いがあります。ひとつは、(支払いができる人というだけではなく)「普通の人」が心理療法を利用できるということと、もう一つはアプローチの透明性（開放的な病棟では目撃されてしまう）です。「古典的」精神分析では、二人の人が面接室の中で会い、外的な状況についてのアセスメントは、患者に関しても、患者に対しても行われません。あらゆることが起こるかもしれないし、何も起こらないかもしれませんが、それは二者間でのことであり、心理療法は第三者に目撃されず、評価もされないまま進みます。これは、潜在的には、危険な設定なのです。病院では、心理療法は公共の場で行われ、比較することは容易で、何が起こっているか分かりやすくなっています。非常に傷つきやすい人たちを扱う際には、これが、良い実践のためには欠かせないのです。

精神分析的なやり方は、特に「聴くこと」に優れています。そして、それゆえに、たとえば患者の思考や行動の仕方を変える目的で、指示したり教えたりする認知行動療法（ＣＢＴ）のような、他の形態の

「お話し療法《トーキング・キュア》」の治療とは違うのです。こうした療法は、患者と患者の抱える問題を一般化する傾向があります。患者は脱個人化され、認知的、条件付け的、行動的アプローチの被験者になります。そして行動を引き起こしている無意識には、関心は向けられないのです。

本章では、がんが、一般的に、病院において、患者とその家族、医療従事者にどのように影響を与えているか、そして、いかにすべての希望や活力を破壊しうるものとして受け止められているか、ということを論じてきました。人生の最後をどう迎えるかというプレッシャーが創造性の爆発への道を切り開くので、がんと共に生きることのポジティブで、より力強い側面が、非常に短い期間で結集されることがあります。それは、蕾が開いて、そこにどのような花が潜在していたか見せてくれるようなものです。聴いてくれる人がいなければ、その芽は決して開かないのです。ときには、死にゆく患者の周りで、あまりにも多くのことが起こり過ぎていることもあります。たとえば、たくさんの人が世話を焼いたり、質問をしたり、アドバイスをしたりしていて、内省や修復の機会が失われるのです。このようにたくさんの活動があると、患者は支援を受けているというふうに思われがちですが、実際はその反対で、多くの場合、患者は自分の力で何かを、ときには他の誰にもできない何かをする必要があるのに何もできなくさせてしまうのです。

第4章では、さまざまな形態のがんについて論じていきます。そしてそれが、人の身体についての考え方にもたらす影響について述べています。精神状態と個人の自己知覚との関係性を探求し、多様な因子の影響、特にがんの解剖学的位置の影響を論じています。一人ひとりのがんのタイプの影響、たとえば、血液のがんやリンパ系のがんか、あるいは「固形」がんの一種かどうかによる違いを論じていきます。私は、年齢のがんに対する反応の影響、そして特に悲惨なこと、若い人が性器や生殖器のがんと診断されることに注目します。対照的に、身体の内部や頭部から離れているがんより、早期に発見される頭部や頸部のがんの影響についても見ていきます。

第4章　身体のさまざまな領域で起こるがんとこころの反応

Cancer in different areas of the body and mind

身体のさまざまな部位で起こるがんの影響は、その部位が脳にどれだけ重大な意味を持っているかによるところが大きいのです。身体部位のなかで、脳にもっとも重要な影響を持っているのは顔です。そして顔の中で、口は、それによって外界を受け取ったり拒否したりする手段として、人生のきわめて早期から用いられている中心的な感覚領域です。この領域は、触覚や味覚、嗅覚において非常に敏感であり、また、他者との人間関係や性関係において重要な軸となっています。自己とは、口で、それもほとんど舌に位置付けられており、この解剖学的領域でのがんが、こころが自身をどう見るかに影響を与えるのです。たとえば、頭頸部の外科手術は、こころにとってきわめてトラウマとなります。なぜなら、それは、自己のもっとも敏感で脆弱な部分への侵害であるからです。異物あるいは異生物が入ってくることへの嫌悪感は、これらの身体や身体イメージの領域に関してもっとも激しくなります。これらの領域に何かが**寄生しているとの考え**は、強い嫌悪と苦痛を引き起こします。特にがんは寄生的なものとして感じられ、乗っ取られ侵略されているような深刻な恐怖を引き起こすのです。

がんの成長段階における早期のステージでは、正常な細胞の成長に検知できないほどの小さな異常がおこります。いくつかの段階を経て、がん細胞が蓄積され、身体の中のどこにそれが存在するのか分かるほど十分に大きくなります。極端な場合は、声帯にできた直径数ミリの小さながんが、声に速やかに変化をもたらします。なぜならがん細胞には間隙がほとんどなく、声帯の機能に影響を与えるからです。また別の極端な例としては、身体の大きな間隙にできたがんは、身体の組織に作用しその機能に影響を及ぼす前に、とても大きく成長してしまいます。胃や膵臓、卵巣にできたがんは、他の組織に影響を与え兆候を示す前に、とても大きくなってしまうのです。がんそのものはがん細胞以外には何も作らないのです。その症状は、身体のあらゆる重要な部分を正常に機能させることを妨害することによって引き起こされます。がんをすぐに自覚することができるのは、がんが目に見えるとき、もしくは機能が意識的に知覚される身体の敏感な領域にできるときでしょう。

脳におけるがん

脳にできるがんは、患者にとって脳に何か起きていると**認識できるような症状**がありません。脳とこころは意識的にはつながってはおらず、脳の機能に障害を与えているために起こる症状は、脳に関連づけられないのです。患者は症状を訴え、それが脳やその周辺のがんが原因だと言われます。脳の腫瘍の症状は、特有の仕方で恐ろしく感じます。なぜならそれらは理解できないし患者は無防備だと感じてしまうからです。最初の症状は突然現れるかもしれません。その徴候と症状を脳に関連づけて説明するのが医師なのです。がんは、脳に起因しているかもしれないし、身体のどこか他の場所に原発部位があるかもしれません。後者の場合は、患者は、自分ががんであると既に知っているはずで、それが脳まで拡がっていると気づくと悲惨な気持ちになってしまいます。それは、知らぬ間に進行しており、なおかつ症状は感じません。患者にとっては、そのがんがどこにあるのか突き止められない感覚なのです。脳に起こったがんに対する治療、すなわち手術や放射線治療は、知的機能やパーソナリティに影響を与えるかもしれません。しかし脳腫瘍の患者は健康そうに見えるのです。それで身内や同僚は、その人の正常な反応を期待してしまうのですが、それが得られません。そのことが身内や同僚にとっては悩ましく、混乱させられることとなります。見かけというのは、私たちが他者と関係をもつうえで、実際、非常に重要となります。脳腫瘍を患っている人は、矛盾した世界の中に捕らわれています。彼らは手足の一部を切断手術した患者と同等の立場であるにもかかわらず、その手術したことが人から目で見えるものではなく、身体的に健康そうに見えるので、健康な人として扱われがちです。対照的に、がんによって顔の形が崩れてしまっている人は、いわれもなく、劣った人間で欠陥品であるような扱いを受けます。次に私の事例の概要を示します。その事例では、患者の正常な反応が現れなくなってしまうなかで、家族のフラストレーションは、怒りに変わり、さらに軽蔑さえするようになり、そのことで家族も、精神的に苦しみました。一方で患者は、自分の変化に気づかず、手術以前にできていたことをやろうと固執したのです。

がんは治ったが、こころは損なわれている

大企業の社長である彼は、脳腫瘍を手術で取り除くことに成功しました。再発も身体機能への影響もありませんでした。以前と同じように見えた彼は、手術後、会社に復帰しました。これまでと同じように仕事ができると信じていました。彼の会社が成功を収めてきたのは、彼の素早い決断力や、市場価格をよく記憶していること、市場の変化に対する迅速な対応の賜物でした。現実には、手術後に、このような働きができる能力はありませんでした。しかし彼はできると固執しました。結果は悲惨なものでした。たまりかねて、困り果てた会社の部下たちが、彼の妻の協力を得て、出社することを止めなければなりませんでした。この患者は、親しみやすく優しく親切な人で、常に人の役に立ちたい、自分の能力を証明したいと思っ

ている人でした。しかし、妻は彼を絶え間なく監視しなければならなくなったのです。彼は自分が何かしようとすると、妻がそれを止めたり、彼が何かへまをしたときに妻がなぜそんなに怒ったりするのかが理解できませんでした。夫をかわいそうに思う妻の気持ちは、ゆっくりと軽蔑と怒りに変わって行きました。彼女は、夫が身体障害の分類の定義に該当しなかったので、援助を受けられる見込みがないと感じていたのです。病院から退院したのち、妻は、見捨てられ、一人ぼっちだと感じていました。

対照的に、がんが脳の周囲のどこかの構造、たとえば膜や頭蓋骨の骨組織にあらわれたときは、私たちの重要な感覚器官（目、耳、敏感な舌、声帯）の機能に何か障害を起こす症状が現れ、すぐにそのがんの存在を知らしてくれます。患者はがんの存在に気づき、他者にもはっきりと分かるかもしれません。

頭頸部がん

これらのがんのタイプは、がんのサイズが小さい時点で発覚し、他の領域に拡がる前に取り除くことが可能ですが、治療をすることによって機能が失われることがあります。このタイプのがんでもっとも多いものは、声帯のがんです。声帯を含む喉頭の切除術によって、普通に会話することはできなくなります。しかし、この治療を受けた患者はそれに順応してゆくことが可能ですし、実際そうします。多くの患者が、他者とコミュニケーションをとる別の手段を学ぶ努力を惜しまないのです。

もっとも強く絶望の淵に落とされるのは、身体のこの部分にあるがんが成長し続け、手術したにもかかわらず拡がってしまうことです。手術によって切除するということは、何らかの重要な機能まで失うということに結びつきます。例えば、聴覚神経の腫瘍を切除すると患部側の聴力を失うことになります。また、喉頭あるいは舌を切除すると言葉を発することができなくなります。手術して程なく，患者にとっては普通の会話はできなくなるかもしれません。彼らは筆談によって一対一で会話することはできます。しかし，普通は二人以上とは会話ができないのです。だから社会的に孤立してしまうのです。また彼らは，その症状や障害が引き起こす他者の反応に困難を覚えます。たとえば，正常な会話ができないと多くの人は，聴覚障害者や知的障害者と話しているかのように大声で話すという反応を見せます。

頭頸部がんは，その病状進行過程は治療によって緩和されます。しかしそれによって治療する前にはなかった問題が生じ，生存期間が延長されたとしても，それに対してかなりの犠牲を払わなければなりません。治療方法によって引き起こされた深刻な障害は，人生を，もう何の価値もないものと感じるほど台無しにしてしまうかもしれません。多くの患者は，孤独で，治療に打ち勝って生き抜くにはどうしたらよいのかその答えを見つけられず，絶望のうちに亡くなります。一般的に，より若い患者のほうが，病気によって外観が醜くなることで，こころが激しく動揺します。手術や抗がん剤治療によって人間関係や仕事の可能性が大きく変わるので，世の中における自分の立場の認知が変わります。反応としては，若年層に見られるような，完全に希望を失くしていたり引きこもっていたりするものから，成熟した大人に見られるような，陽気さや諦観や好戦的なものまでさまざまです。しかしながら，どの年代においても，手術の結果に対して精神的な心構えがないと，絶望感が起こりやすいのです。

顔の外観が損なわれる

舌が，歯や口の内部の輪郭や形状にごくわずかな変化が起こっても非常に敏感に感じとることができるのと同様に，目は，顔の筋肉組織におけるごくわずかな小さい変化，いわゆる「表情の変化」といわれるものにも鋭く気づくことができます。異質な物，特に昆虫や這う虫，寄生虫などの生きている物は，こころにおいて重要な意味を持っていますが、それが体のどの場所にいるかでその意味は変わります。強い嫌悪感や嫌気、忌み嫌う感情は、その物体が口や顔により近いほど増大します。たとえば肛門から虫が出てくるのと、口から虫が出てくるのとでは、宿主は違った印象を持ちます。サナダムシのように、肺から入り、その後、成虫となって、宿主の咳によって吐き出される虫の例があります。同様に、外部からの妨害に対する感受性は、口の奥、背中などでは比較的無感覚であり、口の前部や顔の表面ではきわめて感受性が高いなど、さまざまです。体の部位だけの問題ではありません。顔のような領域での病変の意味あるいは感覚は、患者の内的世界においてそれがどのように現れているのかということをみていくことによってのみ見出すことができます。これにより、どのように反応するかが決まるのです。顔の外観が損なわれることに対しては、その人自身の人間性によって愛されている人と、身体的な関係や外見に対する反応、特に顔の外見に依拠するような人間関係を主に持っている人とでは、違った反応をするでしょう。

身体の敏感な領域に対する手術は、ある特殊な意味合いで、こころの敏感な領域に影響を与えます。乳房切除術も舌切除術も単純な手術です。しかし両方とも、患者にとっては深刻なものと感じられるでしょう。それは、感覚的な快、特に性的な快の源を失うことを意味しますし、舌の場合は、発話機能を失うことで社会的な地位と他者の反応を変えてしまいます。このことは、手術の前に、それについて患者がこころの中で思っていること、それをどう理解しているか、どう認識しどう評価しているかを明確にしていく試みが必要であることを示しています。そのプロセスは、患者と外科医の双方が想像と空想とを区別するところまで進めていくべきでしょう。外科医は、解剖的知識は持っていますが、同じ解剖学的部位でも患者のこころによって違った意味を持っているのです。たとえば、顔の一部を失うということは、患者にとっては大災害に遭遇したように受けとめられます。患者のプライベート生活は破滅し、社会的地位は破壊されてしまうのです。文字どおり「顔を失う」ということは、他者のこころにおいて自分の立場が低められ、変えられてしまったことの証拠になっているということに患者のこころはとらわれてしまいます。これは空想です。実際には、患者は手術の後に何がどうなっているのか分からないし、想像することはできないのです。彼らの想像の中でなら、患者が言えるのは、「私の人生は変わってしまうけど、どのように変わるのか、どのようになるのか分からない」ということなのです。外科医は、事実を知っていますが、同時に顔の一部を失うことでどのように感じるのかについて空想も持っているかもしれません。しかしながら外科医は、実際にどうなるのかについては確実なことは知ることはできないし、わからないのです。外科医ができることは患者のさまざまな可能性を想像することだけなのです。自由に想像《プレイ》したり空想したりすることが役に立つことを理解すれば、術後の状態にうまく適合していくプロセスの手助けにもなります。そしてこれをさらに支援するためには、心理療法の過程に親族を参加させる必要があるかもしれません。患者のこころにおいて、空想と現実を区別することが、心理療法の機能なのです。

年齢

頭頸部のがんを患っている年配の患者は、顔の損傷や破壊的な手術に対して意外にも冷静です。なぜなら彼らは、個人の価値を、外見や容姿ではなく、そのパーソナリティによって評価しているからです。パーソナリティの発達が未成熟な若者では、その逆になります。顔の外観が損なわれても、その損傷が望ましいケアや同情を引き寄せるならば、ときには予想外に冷静に耐えていけることもあります。顔の外観が損なわれることは、患者にとって好意的に援助されている、愛情を持たれていると感じさせるような反応を、他者に引き起こすきっかけとなります。それとは対照的に、耳鳴りを患う患者は苦しんでいますが、他者にはそれが見えないために、彼らの苦痛を正しく理解してもらうことは容易なことでないのです。

人がショックを受けたり怖れたりしているときには、間違った思い込みや誤解が特に起こりがちです。それを取り除くためにも頭頸部のがんでは、手術の手順、病巣、手術の結果などは、明確に患者に説明されるべきです。舌がんのために顎の一部を失った、二児の母である若い女性は、退院したのち夫が自分と性行為を持とうとしないことで、当惑していました。その理由は、夫との面談のときにわかりました。夫は、もし妻とキスをしたら、がんが感染すると思っていたのです。口は感染しやすい部分であるとはいえ、妻の口からがんが感染するという夫の怖れが、不合理なことですが高まっていったのです。夫は、「がんという物」が妻の口にあると感じているので、それを完全に避けたいと思っていたのです。そのことは彼にとっては論理的な反応でした。なぜならがんは妻のことを汚れた存在にし、その結果、彼女は自分の欲望の対象ではなくなったからです。がんが感染するという恐怖を持つことは珍しいことではなく、よくあることなのです。だからこの夫婦には前もってそうしたことを知らせてあげるべきであったし、話し合いを持つべきでした。

社会的困難

がんやその治療による顔面の変形に関するパラドックスは、がんそのものよりも変形や機能障害、たとえば発話行為のような社会との対人関係を可能にするために大事な機能を障害するほうが、より脅威であるということです。誰かと話すときに、次に起こるだろうと期待するような顔の動きが現れないということに、人は愕然とするのです。

あるタクシーの運転手は、喉頭がんでした。喉頭を手術で切除した後、彼は食道を使った発声を練習しようとしましたが、失敗しました。それで、のどの振動装置（バイブレーター）を使って、なんとか人とコミュニケーションを持てるようになりました。しかし彼は、自分の仕事を諦めなければなりませんでした。なぜなら、タクシーの乗客に簡単に返事をすることができなかったからです。乗客が彼に話しかけても、バイブレーターの単調で機械的な声で話すのが恥ずかしくて、答えることができませんでした。彼は、見

た目は「普通」に見えるのですが、乗客に簡単に返事ができなかったり自分の困難を説明できなかったりすることで、ときには失礼な態度に見えてしまうのです。彼は暴言を吐かれたり、身体的に暴力を受けたりしたこともありました。がんは取り除かれても、その後に続く社会的困難はほとんど乗り越えられないものでした。

大学の講師として成功を収めていた若い男性は舌がんを発症しました。そして舌の一部を切除したにもかかわらず、大学で教え、講義を続けていました。舌がんが再発し、彼ははっきりと話すことが困難となったため講師の仕事を中断しなければなりませんでした。彼と妻は、死に向かって、どうしていくべきか考えある計画を立てました。しかし彼らが入念に準備をしていたにもかかわらず、その計画はうまく行きませんでした。彼はまさに、「口のきけない人」のようになってしまったのです。他者と関係を持とうとすることをやめ、完全に反応しなくなりました。この変化は病気そのものによるものではなく、病気によって引き起こされた希望のなさによるものでした。頭頸部がんのほとんどのケースでは、その死因は直接、がん自体によるものではありません。生命機能は、がんの拡がりでは妨害されないのですが、絶望と希望のなさが、彼を打ちのめしたのです。そのような絶望は、心理療法によって防ぐことができ、修正できると私は信じています。そして命は最終的には救うことはできないけれども、その質を高め延命することはできるのです。

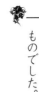

「固形」がん、血液とリンパ系のがん

細胞組織や（肺、肝臓、胸部や骨のような）固形の組織からできる「固形」のがんと、血液やリンパ液、他の分泌物を作り出す身体の「腺」の構成要素のがんとは、それぞれの帰結が異なるために、区別がつけられています。後者は、正常なプロセスに相当なダメージがあるか、個人的に苦しさを感じるか、あるいは異常な変化、たとえば新しいしこりなどに気づくまで、意識されません。たとえば、リンパ球が過剰に生産されると、感染したり血液が失われたりすることを防御するために必要な他の細胞を作り出すことを妨げます。そしてリンパ球が溜まってしまうと、別の部分で閉塞や腫瘍を作り出してしまうのです。この種のがんは、全身に影響を及ぼします。急速に発達する種類のがんもあります。しかし、最も原始的な単純細胞であるこの種のがん細胞は、化学的毒素やX線などの細胞の破壊者にはより脆弱です。だからがん細胞は取り除かれて状態を回復させることもできるのです。ゆっくりと成長していく種類のがんは、治療に対する耐性も高まっていきます。このような細胞は、原始的なものではなく、より成熟したもので、正常な細胞組織と同じようなものであるからです。

若者にとっては、これらの病気によって、人間関係や、仕事の将来性などが壊されかねません。命を守るための闘いが長い期間続き、それが成功するかどうかもわからないのです。それと同時に、病気の治療はいろいろ変わりやすく、調整が必要であったり、繰り返し実施したりしなければならなかったりして、患者は長期間、病院に縛りつけられることとなり、病気が生活の障害となり、生活を制限するのです。次に述べるのは、がんを患った子を持つ家族の苦難の事例です。

ある白血病の子どもが持つ驚くべき力《リソース》

私は、急性リンパ芽球性白血病の治療中である、六歳の男の子に会ってほしいと頼まれました。彼が薬を飲むことをひどく嫌がるようになったため、彼の治療は行き詰まっていました。その時点までの治療は、薬が錠剤で出されていました。彼の嫌悪は非常に深刻で、テレビで薬を見たり、母親が錠剤を飲むのを見たりするだけで、吐いてしまうほどでした。彼はすべての食べ物を疑いの目で見るようになり、母親が食事の準備をするのをじっと見るようになったのです。もし食べ物の中に薬が入れられているとちょっとでも疑ったら、しばしば食べることを拒否するほどでした。

母親は、催眠によって治療ができないかどうか相談するために、ソーシャルワーカーに面談を希望しました。それに対して、息子の拒食のことを私に相談するよう勧められ、彼女はそれをすぐに快諾しました。私がその男の子に会ったとき、彼は経口の化学療法と、脳脊髄の放射線療法の二つの治療を受けていました。彼が薬を拒否したので、適切な静脈を見つけることが困難な状況になるまでは、治療は静脈からの点滴で続けられていました。そして薬がより簡単に取り入れられるように、彼の足に動静脈の瘻孔を作る手術が執り行われました。残念ながら、そのシャントが壊れてしまったためこのルートは使用できなくなってしまい、経口の化学療法以外に薬物を投与する方法がなくなりました。

父親は、職業的に成功している人でした。結婚前、母親は子どもと関わる仕事をしていました。両親は、互いのコミュニケーションが困難で、息子の病気について話し合うのも難しいと感じていることは明らかでした。彼らは、異なった些細なことで、互いに別々に病棟に助言を求めているありさまでした。しばしば病棟では、両親のそれぞれから同じ問題に関して、片方の親からもう一人の親にスタッフから伝えておいてと、伝言を要求されるような電話を受けることがありました。両親は二人とも息子の病気で深く悩んでおり、動揺していました。息子が耐えて我慢していることは、同時に自分たちが耐えていること以上に辛いことだと感じていたのです。しかしながら彼らは、別々に苦しんでいたのです。彼らには、互いに持っている力《リソース》がもう何もないように見えました。息子が度々起こる治療の副作用で苦しんでいたとき、両親は一時あまりにも動揺し治療をやめてほしいと頼んだこともありました。父親はそのとき、言ったのです。息子が初めて白血病と診断されたときに、死んでいたらもっとよかったのにと。薬が変更され副作用が少なくなったとき、両親はこころから安堵しました。

私は小児病棟で、母親とその男の子に会いました。たいていは妹も一緒でした。病棟には私が母親と話をしながら、彼と妹が遊ぶことのできる小さな個室がありました。父親は非常に忙しく、病院での付き添いはほとんど母親がしていました。私がその男の子をその部屋に連れて行くと、部屋をのぞきこむのですが中には入りませんでした。私は彼に、今度会うときにおもちゃの入った箱を持ってくること、そして彼一人で来るように伝えました。彼は次に会うことを楽しみにしていました。そして約束の時間に喜んでやってきて、繊細でうまくバランスの取れた形のものを作ったりしながら、おもちゃで自由に遊びました。私は定期的に彼に会いました。彼は私との特別な時間を持つこと、他の誰も使うことがないおもちゃ箱で遊ぶことに夢中になりました。

ある日私がおもちゃ箱を持って行くと、いつものようにすぐにそれを開けずに、とても静かに、私に母親と会って話してほしいと頼んできました。私は彼におもちゃで遊んでいてねと言って彼を部屋に残し、母親と別の部屋に行きました。彼女の顔にはあざができており、夫と喧嘩になり暴力を受けたと話しました。彼女が息子にカッとなって怒ってしまい、夫がそのような息子への態度を激しく非難したのでした。このことが身体的暴力に繋がり、二人の子どもたちはそれを目撃してしまったのです。母親が息子に怒ってしまったのは、病気に対するフラストレーションが溜まっていたからでした。

私は数週間にわたって、母親との面談を持つことにしました。しばらくしてから、父親との面談を始めました。両親との最初の数回の面談の後、男の子は自然と薬をまた錠剤で飲むようになりました。私の推察もしくは観察では、まさに彼が状況をコントロールしており、ある意味で彼が母親を治療に連れてきたのです。母親は、心理療法を続けることをとおして、どれだけ息子を大事にしていたかを明らかにしていました。それ以前に、彼が経口の化学療法を拒否していたのは、母親のかんしゃくに対する彼の落胆の表われでした。彼は、自分の病気で生じた負担のせいでそれが起きたと思っていたのです。彼女は、息子を癒し、痛みを和らげてもらうために頼れる母親ではなかったのです。彼女は自分自身の痛みで頭がいっぱいだったからです。

（経口で薬を飲むことができないため）彼に動静脈の瘻孔を作る手術を行ったときは、彼は言われるがままでした。彼は、手術を受けたいかどうか尋ねられませんでしたし、手術方法の説明もされませんでした。彼の気持ちは、まったく考慮されていなかったのです。彼は周りの人たちの気持ちを良くさせるために、治療を受けさせられていたのです。瘻孔が使用できなくなったとき、彼に主導権が戻ってきました。なぜなら彼が同意しなければ、錠剤か点滴を使うことができなかったからです。彼に真の力が溢れてきました。治療が嫌だという意味で彼が嘔吐するのは、自分は自由であり人間として扱ってほしいということを示すために必要なデモンストレーションだったのです。そうやって、子ども達が望んでいることを両親に気づいてもらいたかったのです。

この両親の不和によって、子ども達のことは二の次になってしまっていたのでした。この男の子は、驚くべき洞察力と知性で、妹も一緒に目撃した身体的暴力を知らせるために、自分の治療者と母親とを会わせるように仕向けたのです。治療者は、母親の目の周りの黒いあざを見れば、身体的暴力のことを推測するだろうと考えたのでした。母親は息子が見ているなか、自らの問題に向き合わざるを得ず、援助の申し出を拒否することはできませんでした。彼女の家族背景には家庭内暴力があり、些細なことですぐにカッとなり感情が爆発してしまうところがありました。彼女には、激怒し出て行ったかもしれない状況が心理療法のセッションで何度もありましたが、そうはしませんでした。この援助を自分自身のために受け入れたときから、息子が治療を受け入れるようになった現実を目の当たりにし、心理療法の中で自分の不安や苦痛が「包容《コンテイン》された」と感じていました。彼女は定期的に心理療法のセッションに通いました。そして家族の力動が変化したのです。この家族は、それから数年のあいだ、危機があったり再発したり一時的に回復したりなど、病気によって振り回される苦難の連続でしたが、成長し続け、最後の日を迎えました。

七年後、これ以上の治療の見込みがなくなりました。彼は十三歳になり、当時同じ白血病を患うどの子どもたちよりも長く生きていました。彼は個室のベッドで体を起こしていました。彼の意識は清明で周りのすべてのものを取り入れようとしていました。両親と妹は、何も言わず、彼を見ながらベッドに座っていました。心理療法をしていなければ、違った物語になっていたでしょう。ひとつの意義深い効果は、心理療法をしたことで身体的治療を続けることができたことです。この事例では、患者である子どもが力《リソース》を発揮し、通常なら彼の手本となるべき周囲の大人の面倒をみたのでした。

この子どもは、病気に直面したことで、驚くほど賢くなり勇敢になりました。彼は成熟しており、私の知っている限りでは決して不満を言わず、最期のときが訪れたときも、死を受け入れていました。家族を癒し支えていた彼の行動は、私たちにたくさんのことを教えてくれました。彼はある意味、周りにいるほとんどの大人よりも大人だったのです。

若者のがん

血液やリンパ系に影響を及ぼすがんは、若い成人によく起こります。それらのがんは、とても早く進行して悪化するか、何度も寛解と再発を繰り返し治療も幾度も変化して長期に渡るかのどちらかの特性を持っています。長期間にわたる激動の人生の末に治療が効力を失うとき、非常に苦痛を伴ったジレンマに陥ります。患者は活動的で意識も清明な状態で家にいます。そして患者は例外なく自分の身体状態に気づいており、医者がもはや治療をできないことも知っています。患者は、すべての身体のシステムが急激に完全に停止するのをただ待っているだけなのです。そのようなひどい状況にいることは孤独でもあります。なんの癒しや慰めもなく、死刑を宣告されたように感じている患者に同一化している若い医者や看護師は非常に悩み苦しみます。これ以上の治療がもう望めないとき、この最期の段階の苦境を予測して、医者は私に若い患者たちを紹介してきました。その年齢と状況から、このような患者たちにはいつも特別な問題がありました。

若いカップルの苦悩

二十代前半の若い夫婦が助けを求めてやってきました。彼らは二人とも自分たちのおかれた状況に苦しんでいたのです。夫は十二カ月前に白血病と診断されました。それ以降夫婦は妻の両親と暮らし始めました。その間、夫は治療を受けました。入院していた期間もあり、また外来通院もありました。外来受診予約が非常に不規則であったため、夫婦は時間の大半を病院に縛りつけられていたと話しました。その結果彼らは何の計画も立てることができず、自分たち自身の生活を営むことができませんでした。夫の状態は悪化していましたが、治療がしばしば体を衰弱させるものだったので、夫婦は夫の状態の悪化は病気のせいではなく治療のせいだと思い込んでいました。どれほど彼が衰弱しているかということは、家のテレビで、彼らの病院の白血病の病棟に関するドキュメンタリー映画を観ているときに、はっきりと感じさせられました。その映像は数カ月前のもので、夫は、骨髄移植を受けたときに撮影された患者の一人でした。彼の髪は普通にありヒゲも生えており、夫婦はそのときから彼がいかに変化したかを目の当たりにしてショックを受けました。彼は、今はもう完全に髪はなく、ひどく痩せていました。夫婦は見捨てられたと感じました。なぜならその映像は白血病の病棟の効率と統計値を楽観的に取り扱い、医者は単に治療の効果の割合と生存率に熱心なだけだったからです。夫は、医者にとって自分は統計にすぎず個人としては存在していないのだと悟ったのです。この夫婦にとって、治療は「一〇〇パーセント失敗」でした。今は誰も夫のことを気にかけてはくれず、病院は彼にとっては強制収容所になりました。夫婦はひどく孤立し、無力に感じただけでなく、信頼も裏切られたと感じていました。たとえば、夫が全身に放射線治療を受ける際、睾丸を保護してくれるように求めたら、これまで受けた薬物療法でもうすでに無精子症であると言われただけでした。このことには夫婦はひどくショックを受けました。彼らは、もしこのことを前もって聞いていたなら、妊娠する、あるいは精子を保存するだけの猶予をもって治療を遅らせることができたのにと感じました。

患者とほぼ同年齢である医者たちは、驚くほど彼に関心を示していませんでした。彼は、彼らの**治療に反応する兆し**をまったくみせませんでした。彼は、良くなることで、医者たちを満足させたり、報いられたと感じさせたりすることがないばかりか、医者への非難となる、解決を見出せない問題を突きつけたのです。この夫婦に関わった人々は皆、不本意にも、この病棟を拷問部屋にしてしまっていたのです。実際に夫は去勢され、生殖力のない不能な状態にされてしまったのです。このことはこの夫婦が、もう子どもを持つことができないということを意味していました。夫が子どもを持てる希望もなく衰えと死に向かうなかで、夫婦はだまされたと感じ、絶望のどん底にいました。誰も、こうした治療によってどのようなことが起こる恐れがあるのかについて彼に注意を喚起し、それがどのようにして起こるのかに関する説明もしていませんでした。夫婦の人生に影響を与えるような決断に、彼が関わらせてもらえなかったのです。まるで彼は、残酷に扱われた迫害の犠牲者のようでした。

夫は、身体的に衰弱し、とても惨めな姿だったので、妻が自分に魅力を感じなくなるに違いないと思っていました。妻はひたむきに夫をサポートし、何かを決める際も彼に関わってもらうようにして、彼が自尊心を取り戻すのを助けました。彼らの世界は、すっかりひっくり返り、将来への希望は打ち砕かれました。しかし夫は治療が始まってから四カ月したとき、大学に入学しました。このことは良くもあり、悪くもあったのです。なぜなら彼ら夫婦にとって、病気はもう良くならないと分かっていながら、夫は、大学の寮を提供されたからです。しかしその寮を使えるのは、彼が勉強できるあいだだけというものでした。彼の性的不能の気持ちやそれによる劣等感を最小限にするために、妻はできる限りのことをしました。薬と病気が彼の性的能力に影響し彼女と性行為ができなかったため、夫は妻の愛情がなくなることを恐れていました。妻はすぐさま、自分にはその時点で夫婦の性関係はそれほど重要ではないと答えて、夫を安心させました。

このような若い患者たちは十分な資源《リソース》がありませんし、彼らの両親は、子どもが既に家を出ていたので、限られた部屋しかないより小さな家に引っ越しているかもしれません。こうした若い患者たちは、これからまさしく成人して独立しようとするときに、惨めな時間を過ごすことになります。この事例では、ひとりの若い女性が彼女の夫に大切で貴重な存在であると感じてもらおうと果敢に努力しました。しかし社会はそのような患者に、その魂を壊すようなメッセージを発する傾向があります。「誰もあなたにまた会いたいと思わない！　私たちは、もはやあなたになんの興味もない。あなたに今何が起こっても、私たちの知ったことではない」。しばしばこのことは、医療記録にかなり明確に記されています。「私たちにできることは、もう何もありません」「今後治療を続けても、何か役に立つ効果があるとは思えません」。

何か物足りないということ

サットンにあるローヤル・マーズデン病院のソーシャルワーカーから、ある患者が私のもとへ紹介されてきました。彼は明らかに重病であり、彼の妻は今にも泣き崩れそうでした。彼は、ホジキン病（リンパ腺のがん）で、二年半前に病気が発覚したと話しました。彼の兄弟は同じ病気であり、治療は成功していました。彼は、大学の夫婦用の宿舎で生活しながら、ph.Dを取得するための勉強をしていました。彼はなぜ自分が私のところに紹介されてきたのかまったく分からないと言いました。そして精神科医に助けてもらうことは、恥ずかしいことだと考えているとも言っていました。

夫婦は精神科医に会うことは望んでいませんでした。なぜなら妻はこの状況にうまく対処できずに破綻し、すでに精神科に紹介され治療を受けていたのです。妻はその経験から、また別の精神科医に会いに行くのを嫌がっていました。彼女は、その精神科医が、彼女が治療をやめることを許さず、職場にまで連絡をしてきたと言いました。このようにしつこく追い回されることがとても恥ずかしく、彼女は仕事をやめざるを得なくなってしまったのです。

夫婦は彼らの暮らしている宿舎のひどい状況を説明してくれました。トイレが詰まり、配管工がやってきたがひどく散らかされ、彼らがそれをきれいに片付けなければなりませんでした。そしてまたトイレが詰まってしまうというのです。トイレが詰まるとその患者はトイレを使うことが怖くなり、便秘になってしまったのです。彼は治療のためにしばしば嘔吐が起こりました。だからこのことは不快な状況だったのです。この時期彼は、一連の治療を受けましたが、どれも効果がなさそうでした。ある治療において、彼は自分が髪の毛を失ってしまうことは予想していました。しかしその化学療法の影響が非常に凄まじかったので、治療が完遂する前に中断したのです。

私が彼に最後に会ったときは、危ない状態でした。彼は入院していてスタッフは彼の死が近いと思っていました。ソーシャルワーカーによると、若手の医者が彼の妻に説明したとき、妻は、初め何も分からないように見え、それから泣き崩れたとのことでした。そのとき妻は、最初からすべて分かっていたのだと言いました。私は患者と会い、私たちは彼の状況について話し合いました。宿舎でのいろいろなトラブルののち、彼らはやっと非常に心地の良い宿舎が与えられ、そこにどのような家具を置こうかと考えていたのに、この状況はあまりに残酷で皮肉なことでした。彼はいつもなら怒りっぽいのですが、このときは友好的で、私に会えてうれしいと言っていました。他の医者が来ないのと同じように、私がまた彼に会いにきてくれるとは思ってもいなかったようです。彼の一番の心配事は、自分が死んだ後に妻が何をするかということでした。彼は、彼女が自殺をするのではないかということを恐れていました。しかし彼女が援助を受けることができるだろうと聞くと彼は安心しました。彼は、彼女がこれまで受けてきた数回の面接での反応から見ると、彼女は助けを得ることができるし、そこから恩恵も受けるだろうと確信していたのです。

彼は自分の人生が制限され、子どもを持てないことを残念であると言いました。このような心情は、がんを患っている人々に限ったことではありません。しかし彼の場合、他の人が持っているはずのものが自分には「なかった」という空想を抱いていました。実際に彼は自分には何がなかったのか分かりませんでした。そしてこうしたことを話し合うことを通して、そのような後悔は不毛であるということが明らかになったのです。空想と現実の違いが認められたのです。彼は、生の側にあるものすべてを他の人に属するとみなし、自分自身は空っぽにしてしまっていました。そしてそうした他者が彼を脅かしていたのでした。

この患者の何かがないという考えは、過去についての空想でした。もし彼が違った道を歩んでいたならどうなっていたのかということは、彼にはわかりません。彼はすべてよいものを他者の中に、受身的に他者主体で「見ており」、それと比較し自分を空っぽだと感じてしまっていたのです。彼は迫害的になっていました。他の人々がすべてを手に入れているあいだに、運命は自分を苦しめ、すべてを奪い、空っぽにしたと感じていました。こうした空想は、いつでも誰にでもあらゆる状況でも起こり得ます。

前述のように、血液とリンパ系に影響を与えるがんの進行は、病気の時期と回復の時期を行ったり来たりしながら常に長い時間がかかります。その結果、患者とその家族に与える影響は、多くの他の種類のがんの状況と違います。その影響は長期にわたり、感情が上がったり下がったりする生活は、患者の関係性に大打撃をもたらします。患者は、最期の数時間まで、意識が明瞭で自分の状態に気づいています。年配の患者では、ダモクレスの剣のように病気が彼らの頭上につるされているのです。多くの事例では、泣き崩れ助けを求めてくるのは患者のパートナーです。心理学的な援助を求めて来る人もいましたが、大多数の人はそうすることができず、自分の主治医が身体以外の問題に関心を持つことはないと思っていました。私の経験では、心理療法による援助は、若い患者が長期間の過酷な治療をする際には常に必要です。こうした場合に通常行われたのは、カップルも一つのグループとみなした精神分析的な考えに基づいたグループ治療でした。

生殖器と尿・排泄系のがん

身体の中で、生殖器と尿・排泄系の領域は、男性と女性で異なった心理的意味を持ちます。ペニスは尿を排泄する機能を持ち、成人男性は、この目的のために日に何度も触れます。それはまた、性的興奮や勃起が起こる生殖器官でもあります。陰嚢は外部にあり敏感に反応します。この領域の心理的意味と、身体の中でこれらの部分が性と生殖機能の役割を持っていることから、この領域におけるがんとそれに対する外科治療は、深くこころをかき乱します。前立腺や膀胱のような性行為や排泄に関与する他の器官は、身体の表面にあるわけではないので、これらのがんは早期の段階には見つからないかもしれません。女性では、影響される器官はしばしば内部にあり、卵巣と子宮頸部、子宮体部、卵管を含みます。そして男性の内部の器官と同じく、がんはしばらくのあいだ、その存在を気づかれることなく進行します。膣、陰唇、クリトリスに影響するがんは、小さいものであってもこころをかき乱します。なぜならこれらの領域は敏感であり、排泄と性行為に繋がっているからです。生殖器に影響するがんは早期に発見することができ、命を直接脅かすものではありません。しかしそれにもかかわらず、患者の将来を変えてしまいます。また患者が若ければ若いほど、より強い動揺が見られます。たとえばペニスのがんの患者は、病気であると感じないのに、がんを根絶する外科手術か、がんが拡がるままにして生きるのかを選ばなくてはなりません。

次の事例では、私の介入が、こころの苦しみを解放する触媒の役割を果たしました。そうした心の解放は、私の介入がなければ難しかったでしょう。きわめて重篤な患者が、配偶者のことを気遣うだけでなく、その心理的エネルギーの力で、身体的な衰えを乗り越えていく様を示します。患者の献身的愛情と強い意志は、すべての身体の機能が停止してしまったときでさえ、逆境の中でも生きることを支え続ける力《リソース》になりうるのです。

去勢に対処する

ある若い男性が、ペニスのがんを患いました。外科医は彼に、がんを取り除くにはペニスと睾丸を切除する以外方法はないと告げました。手術しなければがんは拡がり、彼は死を迎えます。外科医は、彼が決断を下すことができる何か手助けができないか考えてくれるように、私に依頼してきました。彼は涙を流しながら私に、手術のことについて、そしてそれに伴う絶望感について話してくれました。彼は二度と性行為ができなくなるし、ペニスと睾丸を切除する、つまり完全に男性ではなくなるなんて耐えられないと言いました。他の男性はどう思うのか、妻はどう思うのか。心理療法のセッションで、彼は絶望感でいっぱいでした。私は彼の痛みと苦悩を和らげるような言葉は何も言えませんでした。彼の場合、特に状況は受け入れがたいものでした。なぜなら彼が最初に症状を訴えたとき、正確な診断がなされなかったのです。彼は、自分は若いので誤診されたに違いないと思っていました。彼の問題は性感染症に起因するものであると見なされ、不適切な治療をされていたのです。そのがんに対するきわめて早期の治療のチャンスは失われました。

　しかしながらこの苦難の期間に、彼の妻は妊娠し、私が彼に会う前に、赤ちゃんを授かっていました。彼は手術を受ける決心をしました。その決心は突然でした。しかしその後、彼は非常に苦しみ、自分がどのようにやっていけばよいのかまったく分からなくなってしまいました。あるとき彼は自殺しようかと考えました。しかし赤ちゃんを授かり、力を持つことができ、また妻の意思の強さによってその衝動を思いとどめました。心理療法のセッションを持つことで、彼は自らの考えを言葉に表し、この特殊ながんによって生じた気持ちや、自分の男性性に与えられた衝撃に向き合う機会となったのです。この機会を持っていなければ、彼に何が起こったかについては推測するしかありませんが、少なくともセッションは、彼の葛藤と苦悩の包容《コンテインメント》を提供し、彼が一歩下がってより客観的に夫として父親としての責任ある立場について考えることを可能にしました。もし心理療法を受けていなければ、彼は手術を受ける決心を同じようにしていたとしても、その後にもっと激しく長期間にわたる深い嘆き悲しみがあっただろうと思います。

　がんは若者の場合は、取り除くことができるかもしれません。しかしまた多くの可能性も奪われてしまうのです。手術の前や後には、患者は強く破壊的な感情に向き合うことができるように、たくさんの時間と労力を費やさなければなりません。去勢によって必ず伴う機能の喪失に対して、患者によってまったく違った反応が示されます。三十歳の既婚男性は、片方の睾丸にがんができました。そして両方の睾丸を切除しなければならなかったのです。彼と妻には子どもがいませんでした。このことは彼にとって最初はたいした関心事ではありませんでしたが、手術の後、少しでも挑発的な言葉があると、爆発的に怒るようになってしまいました。そして車を運転している際に他の車の運転手に何度か身体的暴力を振るうようになり、妻は彼とはもう一緒に暮らせないと決断しました。手術前に心理療法を行っていれば、何が起こるのかを考えていき、男であることに関する普遍的な空想、生殖器に関わる男性の競争心をめぐる空想を払拭する機会を彼に与えることができたかもしれません。彼は投影同一化を暴力的に行動化した犠牲者でした。彼は去勢され、「人」より劣っていると感じていました。そして、人は皆、自分のことをそんなふうに見ているのだと思っていました。彼のこころにあるこれらの「人」は、一団となって、彼をあざ笑い見下してくるのでした。妻が彼の元から去った後、彼は病院に戻り助けを求めました。彼は家族と友人を失ったのだということに気づいたからです。彼は自分の攻撃性をコントロールすることができず、こころに何が起きているのか理解することができませんでした。しかしセッションを通して、彼は、自分には価値がないと感じており、そのことに耐えるために、こころの中でこの考えを人のせいにしていたのだと理解することができたのです。心理療法から彼はいくつかの洞察を得て、劣等感から解放され、男としての価値と資質は手術によって脅かされてはいないのだということに気づきました。

これまでのところ、私は身体のさまざまな領域でおこるがんにおいて、いくつかの際立った特性と、患者がこころの中でそのがんをどのように捉えているかについて概説してきました。心理療法は、身体の内部や表面などさまざまな場所で発生するがんのそれぞれ特有の問題に、そしてそれが自己認識や社会的交流に影響を与えていることに、注意を払うべきです。たとえば頭頸部にがんを患い社会的機能が損なわれる場合は、孤立や疎外の問題に対して細心の注意が払われなければなりません。性的機能が損なわれたり失われたりする場合は、患者の親密な関係性や、去勢されたり女性性を喪失したりすることによって起こる感情に、特別の注意が払われるべきです。続くセクションでは、私は婦人科のがんと、婦人科がんによって生じる女性特有のトラウマに焦点を当てます。

婦人科がんと幸福

婦人科がんの影響についての研究は、特に「生活の質《クオリティ・オブ・ライフ》」と言われていることに関するものについては、例外なく統計に基づいた定量的なものです。たとえば、性の喜びや性行動についての影響を評価したものでは、性交とその頻度が、性的満足あるいは不満足の証しとして用いられています。しかし「満足」に、「生理的オーガズムの頻度」が必ずしも関係するわけではありません。また、愛情の質と愛情行為にこの性行動の大雑把な評価が必ずしも関連しているわけではないのです。婦人科がんを患ったときの、その女性の生活全体の質について、その人が病気になる前に持っていたものと関連づけて考える必要があります。たとえば病気になる前にあまりうまくいっていない関係にあったカップルが、がんに立ち向かわなければならなくなると関係性が良くなることもあります。あるいは、男女間の関係がもともと非常に良くない場合、そのまま良くないままで愛情行為や愛情がない関係を続けていくかもしれません。

男性パートナーへの影響

婦人科がんが男性パートナーに及ぼす影響についてはめったに検討されていません。この点での難しさについて結論づけるには、綿密な調査が必要でしょう。熟練した治療介入によって悪化した状況が回復するかもしれません。彼らは、さまざまな苦難を乗り越えることで、優しさや愛情が回復し強まり、以前には経験したことのないやり方で満たされるようになるのです。パートナーの婦人科がんに対する反応として何らかの形で性的不能になる男性もいます。この性的不能は、男性が、パートナーのことを、損傷を受けて傷ついているると見なしているため性的に接触することを恐れていることからくるもので、実際のものというよりも想像上のものかもしれません。彼は婦人科の治療の配慮のなさや侵襲性の高い処置にひどくショックを受けているかもしれません。そしてパートナーの女性に性的に接触することが男性からの暴行と思われるのではないかと恐れているかもしれないのです。しかしながら深刻な病気や治療の背景にある関係性の問題をうまく解決することができれば、お互いに相手を気遣うことができるように男女の関係を良い方向へ変化させることができるかもしれません。男性は、パートナーの女性が必要としていることに注意を向け、自分の気持ちが彼女に向いているということを行動で示す（おそらく言葉では表せない何かを行動で示す）ことによって、彼女を支えることができるようになることがあります。また、男性はパートナーの女性を大事な存在として扱うようになることがあります。男性の性行動が、パートナーを支えケアするための「性交《ラヴ・メイキング》」となることができます。性やオーガズムの頻度は、男女にお互いに生じる急速に芽生えた配慮や敬意の気持ちの証しにはまったくなりません。

婦人科がんの影響

婦人科がんを患う患者への補完的なアプローチは、そのケアにおいて間違いなく必須のものとなります。身体のこの領域におけるがんは、単なる器官の機能不全といった問題ではなく、患者のこころや人間関係、そして健康で幸せであると感じる個人の感覚に影響を与えるのです。それは生きることの情緒的エッセンスと、密接に複雑に絡んでいる領域なのです。婦人科がんは健康を増進する活動を失うことを意味します。身体的な変化と生理的な変化が起こるだけでなく、こころに対しても非常に深い影響を与えます。性器のさまざまな部分を切除するということは、最も力強い身体的な愛情表現を示すことができる手段を失うということを意味します。

婦人科の患者はすべて女性であり、女性特有の発達上の時期があるので、精神分析的な治療者は、女性の初潮、閉経、月経、受胎に対する態度を十分に理解しなければなりません。若い年齢のグループでは、婦人科がんは、不妊にしてしまう治療が必要となる場合があります。もし患者が独身なら彼女の現在あるいは未来の人間関係や結婚の可能性にさえ影響を与えるかもしれません。閉経の前もしくは後の女性ががんに罹った場合、夫婦関係や性的状況によって、また子どもがいるかどうかによって考慮すべきことが異なってきます。そのようなケースでは婦人科がんの治療は、子どもを持つかどうかの選択、そして性行動について選択の自由を奪ってしまう早発閉経を強制的に起こすことになります。このことは、パートナー、他の女性、家族といった他者との関係に深刻な影響を与えます。患者は、女性として不適切であると感じてしまうかもしれません。

婦人科の解剖学的な領域は、性的興奮にとても敏感で最も重要であるので心理的に非常に特別な領域です。この領域では悪性腫瘍、つまり「悪いもの」に対して特にこころをかき乱されます。この点で、身体の他の部分で起こるがんからの影響とはかなり異なっています。それはこころの反映であるボディイメージに影響します。外科的手術や放射線治療などの治療は、これらのプライベートな部分を侵害しさらけ出します。その反応は、個々の女性のがんを患う前の性器に対する空想と感情によって変わってきます。理想的には心理療法士はこれらの問題に精通し、治療を計画する婦人科医に対して、それぞれの患者についてその反応の可能性を提起できるべきでしょう。

精神分析的心理療法士は女性の性的な問題に取り組む経験をしておくだけではなく、婦人科の治療の状況におけるその問題に対して男性がどのように反応するかについて知悉《ちしつ》しておくべきです。限られた時間と限られた機会のなかで、心理療法士は、柔軟でかつ集中的な短期の心理療法面接で、患者の内的な世界の緊急事態に専心しなければなりません。その間患者は、(患者の「自己の治療」と対比される)「がんの治療」という体裁で外側から来る、有害で破壊的な暴力に打撃を与えられているかもしれないのです。もし患者が、身体的な状況に精通しておらずそれを考慮しない心理療法士に出会ってしまったら、心理療法士と医者とのあいだに挟まれて困ってしまう状況になるかもしれません。なぜなら医者たちは、すべてのことを考慮しているとみなし、治療中に患者がどう感じているか考えずに治療を続けてもよいと考えているからです。その結果、心理療法士と医者の双方から、患者は、正しく理解してもらえないと感じ、自分は話をきちんと聞いてもらうに値しないのだと感じてしまう可能性があります。

こころ《ハート》の変化

私は卵巣がんの治療を受けたある患者を紹介されました。彼女は不幸な家族背景を持っていました。彼女は病気になってからの夫の行動について話していくなかで、夫が同性愛者であり、彼女たちの問題のいくつかはこのことが原因で、彼女のせいではないと気づきました。彼女には、学費の高いとても優秀な私立学校に通う二人の息子がいました。結婚生活は彼女に対する夫の暴力で占められ、夫は彼女を気遣ったり優しくしたりすることはまったくありませんでした。彼はいつも彼女を仲間との夕食に連れて行きますが、彼女を彼の大勢の友人らに紹介することは決してありませんでした。彼らは五年間夫婦の性関係を持っていませんでした。彼らは同年齢ですが彼女のほうが夫より若く見えたため、周囲の人たちは彼がたいそう若い女性と結婚したのだと思っていました。彼女が夫の両親のところに泊まったとき、両親とも彼女に暴力を振るっていました。患者のほうの家族は宗教が違っていたために結婚に反対でした。彼女の家族の宗教は、改宗者を受け入れないので、その宗教内で結婚をしなければいけなかったのです。彼女があらゆる面からの、特に夫からの虐待と迫害の被害者であるようでした。彼女が治療を受けていくことで夫は変化し、これまでにないくらい彼女を気遣ったり優しくしたりしていました。治療の初期段階で、患者の状態が良くなってきたようにみえたとき、夫は、彼女への不愉快な行動をまた繰り返すようになりました。彼女はこのことについて誰かと話さないといけないと言いました。そして自分はどう振る舞うべきか考えはじめたのです。彼女はまさに結婚生活を終わりにしたいと思いました。彼女が病気になったとき、夫は変わり、自力で排泄できないときもその世話をしてくれましたが、彼女はそれが愛情からの行いではなく、彼が同性愛者だったからだと考えていました。そして病状は重かったのですが、彼女は自らの抑圧された屈辱的な関係から解放されたいとの欲求を表出することができたのです。心理療法のセッションの過程で、自分の中にある洞察を確信しながら進めていきました。そして病状は重かったのですが、彼女は自らの抑圧された屈辱的な関係から解放されたいとの欲求を表出することができたのです。彼女は、結婚して以来初めて、自由に感じ、自尊感情を取り戻すことができたのでした。

他の科の患者と違い、婦人科の患者は、それをはっきり告げられていなくても、例外なく自分の病気の診断がわかっています。また彼女たちは自分が失敗作であり価値のない人間だという理不尽な感情を持っています。彼女たちは控えめになるかもしれません。そしてほとんどの人は自分の男性パートナーとの関係において貧相なものしか提供できないこと（つまり性的満足がない状態）に申し訳ない思いを持っています。そのような患者の家族たちはしばしば驚くような反応を示します。度々見られるのは、子どもたちが病気の母親に対して応えられないような要求をいろいろしてくることです。まるで母親がいなくなるかもしれないとの考えに耐えられないかのようです。だから子どもたちは母親が病気で弱っているということを受け入れられず、過度に無理な要求を繰り返し求め続けるのです。しかし、多くの場合、男性パートナーは支えになってくれます。

子宮頸がん

子宮頸がんを患っていたある患者は、卵巣、子宮、膣を切除する外科的な治療を受けました。しかし病気の転移再発がみられ、その患者は余命数カ月と宣告されました。彼女の息子は、彼女によって虐待されているとして地方自治体の保護下にありました。今一緒に暮らしている男性は彼女に尽くしており、息子の父親はいませんが、息子の監護権を取り戻そうとする彼女を支えていました。彼女は死ぬ前、息子が彼女のことを正しく理解し、彼女が彼を愛していて彼を手放したくなかったことを認識できるように、今すぐにでも自分の尊厳を取り戻し、間違った状況を正す必要があると感じました。彼女は息子に愛情を持って自分のことを覚えていてほしいと望んでいました。どうすることもできない身体の衰えに抵抗しながら、彼女は心理療法の過程を通してさまざまな援助を得ることができ、息子を取り戻すため法廷で争いました。彼女は家庭においては支配的な人間でした。二人の関係性においては重要である性行為はできなくなってしまいましたが、男性パートナーは彼女が亡くなるまでの一カ月間、献身的にそばに寄り添いました。

もし婦人科がんに関わる医師と看護師が、瀕死の状態である患者しか見ていないと、この最期の状態が当たり前で避けられないものだと勘違いしてしまうかもしれません。病状全体が違った経過をたどるとき、特に看護スタッフへの影響には驚くべきものがあります。彼女たちは最期のときが予想していたものと違っているとわかると常にホッとします。私がこれまで会った多くの看護師は、患者が最期に苦しみながら亡くなることばかりに関わってきたと感じて辛そうでした。彼女たちは、他に選択の余地はないと考えていました。そしてなかには、患者のケアや治療に自分たちが何か変化を起こすことはできないなかで、このような苦痛に関わる仕事を続けることはできないと感じている人もいました。不幸なことに、仕事に使命感が強く、繊細な看護師たちのなかには仕事を辞めてしまう人もいました。

婦人科がんと他のがんとの違いの多くは、乳がんにもあてはまります。乳がんは、その生殖や性行為における特徴という点で類似しており、事実上「女性の病気」です。それは男性にはめったに起こらず、起こったとしても性的にも外見的にも女性とは同じ意味合いを持ちません。

土壇場での劇的変化

その五十歳の女性は乳がんでしたが、それに気づくまで一年がたっていました。そのため乳がんは大きく、菌状に発育していました。そして脊椎に転移していたので彼女の足に影響していました。緩和ケアの理学療法では彼女の足の可動域は改善しませんでした。しかし彼女は理学療法を非常に重視して、それで治ると信じていると言いました。彼女は看護スタッフに対し不愉快な態度をとっていました。彼女はいつも要求が多く、主治医には密かに看護師の悪口を言い、目立たないやり方で破壊的なところがあったのです。心理療法で彼女は、自分の足の機能が失われたのは一時的なものだと思っていると、何度も言いました。回復するかどうかはわからないと示唆されると、彼女は、自分は回復すると思っているし、理学療法を受けさせる価値があると判断されたという事実がその証拠だと、激しく反論しました。

私はこの患者に定期的に会い、彼女が自分の状態を否認しているということにあえて触れて取り組みました。私は事実を指摘しました。彼女は歩くことができず、理学療法士が療法を続けるのも彼女の主張が強かったからです。彼女は理学療法士によって、自分の状況を改善させることはできず、自らのこだわりで理学療法を続けさせていたということに気づかされました。私は彼女に定期的に会い、彼女が知的な女性であり、自分の状態は治すことができないと認めたくないこと、そして病気の事実について夫と息子と話し合いたくないと考えていることがわかったのです。

私は、彼女は、悪いものを自分の外側の看護師たちに投影することで、がんとまわりの人たち、特に看護師長と看護師をコントロールしたいのだと解釈しました。毎回、セッションの後、彼女は私が去るときには微笑み、優しくさようならと言うのです。彼女のやり方は維持されました。主治医や夫や息子や看護師たちは彼女に支配され怖がっていました。私は彼女のことを恐れていないし、彼女が死ぬこと、そして彼女が家族と今まさに一体となって取り組まなければならない機会について言及することを躊躇しませんでした。あなたはどのようにして家族とお別れしたいのでしょうか。家族にあなたはどのような感情を持ってほしいと思っているのでしょうか。彼女は、私は死なないのだからこんな話は意味がないと主張していました。

彼女の態度は、亡くなるちょうど二日前に、劇的に変化しました。彼女は悲しむようになり、優しくなり、自分が悪口を言っていた一人ひとりの看護師たちを探し求め、自分がいろいろと問題を引き起こしたことを謝り、自分は最初からがんから回復するという望みはないことを分かっていたと告白したのでした。看護師長は、特にこの劇的変化に深くこころを動かされました。そのような変化が心理療法によって可能になったのをみて、彼女はより全人的《ホーリスティック》なやり方で患者を治療することに意義があると確信するようになりました。師長の考えでは、看護は基本的には全人的《ホーリスティック》な仕事であり、がんの回復の見込みのない患者への適切な治療は、患者の心理状態に注意を向けて関わることでした。

献身的なカップル

その若い既婚女性の場合、がんは生殖器の尿に関わる領域にあり、子宮頸がんから転移していました。彼女は、(後に名称は変わりましたが)その当時は「終末期病棟」と呼ばれていた病棟に移されました。この病棟に転床するということは、積極的治療が終わったということを意味します。そしてそれは通常、医療チームが患者のところに来なくなるということを明確に示していました。その女性は、彼女の要望で、大量のモルヒネの筋肉注射を受けていました。彼女はベッドに横たわり、まるで死にかかっているかのように見えました。しかし私が話しかけ、状況を尋ねると、驚くべきことに彼女は自分の身体状況について話さずに夫について話し始めたのです。彼女は、夫は自分がいないと自己管理をせず、雇い主と交渉しうまく自力で生きていくことはできないのではないかと思っていました（彼女たちは夫婦で住むところを提供され一緒に雇われていました）。彼女は自分の死んだ後、夫が仕事を失い住むところもなくなるのではないかと心配していました。また夫は、自分がいなくなると自殺をするのではないかと危惧していました。彼女は家に帰り、雇い主に、自分が死んだ後も、夫が住むところも仕事も持てるように交渉したいと望んでいました。彼女はこの時点では入院している必要はありませんでした。彼女は、まだ身体的にはかなり活発で元気でしたが、モルヒネなしでは痛みで苦しむと確信していました。彼女はモルヒネが彼女を支えており、病院での筋肉注射が唯一の方法だと感じていました。彼女は家に帰ることを恐怖に感じるようになりました。なぜなら訪問看護師に頼らなければならず、定期的に訪問看護を受けることはできないのではないかと恐れていたからです。

彼女のがんがとても進行した状態であることを考えると、すぐに彼女にはモルヒネが必要になるだろうと私は考えました。そして彼女も同意見でした。彼女は実際にはそう痛みはひどくありませんでしたが、必死にしがみつく何かが、おそらく支えとして必要だったのです。定期的に注射を受けることに彼女が不安を抱えているということを、訪問看護師があらかじめ注意してくれるとわかり、彼女は安心し週末に家に帰りました。それ以降は、彼女の状態に合わせていつでも病院に戻ってきてもよいという条件のもと、より長く帰宅しました。一週間以上という長期間帰宅しているあいだ、彼女はモルヒネ注射を打つことはなく何とか過ごしました。彼女は雇い主と交渉することに成功し、夫の仕事の地位と住むところは確保でき、彼女の死後も夫は仕事を続けることができると保証されました。彼女はこのとき非常に意識が明瞭で、最初に見られた姿とはまったく異なっていました。彼女はまだ夫の身の上を案じており、自分の死後にうまく対処できる力があるか心配していました。

この女性は私に、主に気になっていることを話しました。一つは彼女が死んだ後の夫の将来のことでした。夫は妻の状態にこころがかき乱されていました。彼が深く彼女のことを愛していることは明らかでした。彼女が夫婦においてはより監督役であり、取りしきっていました。彼は彼女を敬愛しており、彼女の献身的な愛情に大変こころを打たれていました。彼は、彼女なしで生きるなんて想像できないと言いました。私は、このことは彼が彼女なしに生きたくないという意味を表していると解釈しました。彼はうなずき、彼女が死んだ後、自分は孤独にさいなまれるだろうし、自殺するかもしれないと思っていると話しました。

私は、彼女が彼に望んでいること、そして彼女がこれからも彼のこころの中で生きるだろうということを彼に伝えました。彼は、いろいろな状況で彼女ならこうするだろうとか、こうやっていたということを考えることで、彼女のことをこころの中にとどめておくことができるかもしれないのです。私は彼に、妻は彼の死の原因が自分であると考えると非常にショックを受けるだろうということ、しかしより大事なことは彼の自殺が、彼女の人生には価値がなく、何もなかったということを意味するものであるということを伝えました。彼は号泣しましたが、自ら命を断つことはしないと約束してくれました。彼は、妻の死を哀悼する生活をはじめました。彼には心理療法のセッションが役立ちました。そこは彼にとって妻の死への悲嘆に暮れる場所となりましたが、それはまた彼が妻を看取りながら、より強くより前向きになれるように手助けする場にもなったのです。そうして妻は、彼女がいなくなっても、彼が自分自身のことは自分でできるようになると確信できるだろうと思えるようになりました。

患者は家での最期のときを過ごした後、病棟に戻りました。そして私に会いたいと希望しました。私が病棟で彼女に会ったとき、彼女は綺麗に身支度をし、これから亡くなる患者のようには見えませんでした。彼女は何の前置きもなく、もうすぐ死ぬのだと私に言いました。そして「すべて塞がれました」と言いました。彼女は、排尿することもできなくなっていました。私が初めて彼女と話したときにはすでに拡がっていた彼女の子宮頸部がんは、より一層の拡がりを見せていました。彼女の骨盤はがんで埋め尽くされていました。彼女はすべての予想に反し、生き延びました。そしてこの最期に会ったときに、彼女は、どれだけ独立した精神を持っているか、そしてやり遂げてきたことにどれほど誇りを持っているかということを私に示して、偉大なる威厳と強さを持って別れを告げたのでした。彼女の、自分が望むように行動できる自由を手にいれたときに現れた意思の強さが、死の淵の手前にいるにもかかわらず、生き続けることを可能にしたのです。

医学では、このような患者の惨めな状態は、治癒の望みのない身体状況への反応であろうとみなします。実際には彼女は、自分の死が遺された者にどう影響するかということのほうが、自分の身体状況よりも気がかりになっていました。彼女は疎外されていると感じていました。そして心理療法を通して、がんよりももっと重要である個人的な問題を解決する機会を持ちました。彼女の愛と性格の強さはとても印象的であり、それが短期間の心理療法で力強く表に現れてきたのでした。患者が、個人的問題の多くが未解決のままで、誰も助けてくれず望みもないという気持ちを抱えたまま死ぬのは、とても悲劇的な状況です。しかし、そのような状況は避けることができます。特に話し合うことで建設的なことができる場合は、その余計な重荷を取り除くことができるからです。

この女性は心理療法を受けて人として成長した人の典型例です。彼女は一人で死を待ちながら、恐怖におびえ社会から排除され圧迫されていた女性から変貌を遂げました。事実上、彼女の気持ちについて話す人は誰もいませんでした。周囲の人は、彼女がどんな気持ちなのか勝手に推し量り、役に立つような言葉は何もないと感じ、彼女の気持ちを聞くことを避けていたのです。彼女は、自分はもうすぐ確実に死ぬので、病院では誰も自分と話すことに興味を持ってくれないと感じました。医師や看護師は彼女が死ぬという事実を変えることはできませんが、彼らが彼女の絶望感を治療することもできなかったのは、その絶望感は彼らの気持ちの反映であったためなのです。医療スタッフにとって、心理療法を受ける前の彼女の引きこもった態度は、「正常」でありよくあることでした。しかし、彼女の場合、医療スタッフ側にかなりの否認が認められました。時間をかけて彼女と話をしてその気持ちを探るという考えは、看護師たちにとっては脅威でした。看護師たちは、彼女の家族背景や家族関係のことはほとんど知りませんでした。そして一般的に、臨終のときには一人で亡くなり、悲惨であるというのが標準的なこととみなされていました。概して、看護師はそのような患者とは話しません。なぜならその状況を良くするために言えることは何もないと感じているからです。しかし何も言わないことで、希望がなく人生は終わるという空想を永続させるのです。患者の死後、夫は、悲しみ、死別の痛みを背負いましたが、患者の希望に応えることができました。そして生きる強さを見つけることができました。明らかに絶望していた状態から、患者は、自分自身は相当な資質や力《リソース》を持った並外れた人間であるということを証明したのです。

本章で、私は、がん患者の治療に関連する二つの問題点に言及しました。それは痛みと真実です。すべてのタイプのがんに対する適切な治療は身体的な痛みを取り去ることであるとしばしば思われてきました。しかし私の経験ではこれは複雑に入り組んだ問題です。なぜなら心理的な痛みが、身体的に生き延びるチャンスに影響を与えるほどの困難を生み出すことがありうるからです。真実の問題は、医療スタッフと患者双方に大きな影響を与えます。しばしば患者の状態の真実は隠されています。このことは患者個人に対して、そして死ぬということを考えることに対処する患者の力に対しても、破壊的な結果を招きます。第5章と第6

章では、痛みと真実の問題を考察します。痛みに対する補完的なアプローチがなされなければ、またがんを患う患者の苦痛を理解するために適切な注意を誠実に払わなければ、その患者が命の尽きるまでひとりの人として、その潜在的可能性を生き抜くことを手助けすることにはならないと論じたいと思います。医学的支援と心理的支援には、患者が間違いなく敬意をもって扱われるように、協働する責任があります。痛みが正確にどのような特徴を持つか、そしてそれがどのように受け止められているかということを理解することは、きわめて重要であり、必須の介入なのです。第5章で言及しますが、痛みというのはいつでも薬の投与によって緩和されるわけではありません。なぜならこころの中での痛みや、その他の心理的な変化の関係性や重要性が、その後の展開を左右するからです。

第5章　こころに強い影響を与える痛み

Mind-bending pain

痛みの緩和はよく取り上げられるテーマですが、がん患者にとっての主な問題は、痛みの緩和やコントロールが適切であるか否かということだとよく言われます。「痛みの緩和」および「疼痛コントロール」という言葉は、今では業界用語と言えるほど普通に使われていますが、それらは単に患者の身体状態に関わると想定されています。私のところに、痛みやつらさを訴える患者が紹介されてくることがよくあります。緩和するためにとられた方法のどれもが役に立たなかった人たちです。彼らは心理療法に取り組み、興味を持ち始めると、痛みが問題とならなくなることがよくありました。痛みが消えたわけではありませんが、患者の注意が他のことに向いていったのです。痛みはその破壊的な威力がなくなり、患者によって耐えられ、患者の注意の背後に追いやられることになったのでした。

一方、病院のベッドで誰かに干渉されることも、交わりを持つこともなく、長い時間ただただ寝ているだけの状態に退屈さを感じている患者は、痛みやつらさばかりに注意が向くようになっていました。また、それだけではなく、痛みが患者とスタッフとがコミュニケーションをとるときの話題の中心となり、ときには医療スタッフと会話を始める唯一の方法になることもありました。身体の悪化や死に対して患者がどう思っているか、あるいは医師や看護師自身がどう思っているかについて話すのとは異なり、病棟回診や外来で痛みについて語れば、医師や看護師の注意を惹き、対応してもらえるのです。

本章は、主に理論と実践という二つのテーマから成り立っています。前半では、意識の水準で生じる痛みと感覚抑制について理論的に検討します。病院では、生理学的な側面には薬が処方されますが、痛みの心理的な次元は治療の対象とされないことがしばしばあります。そこから、相補的なアプローチ、つまり、患者の身体状況だけではなく、疾患に対する患者の認識や重篤な疾患に対して生じうる恐怖と失望も評価するアプローチの必要性について検討を進めます。後半では、がん患者との関連でこのアプローチについて検討し、がんの痛み（身体的な痛みと心理的な痛みの両方）の「コントロール」が何を意味するのかについて検討します。

痛みの体験の想起

実践的ですが哲学的でもある例から始めましょう。もし私が簡単な外科手術を行わなければならなくなったとき、たとえば、膿瘍の切除のために胸を深さ三〜四センチ切開するとか、骨折した腕の骨のずれを直すときに、麻酔なしでこれらの処置をすれば、受け入れがたい痛みに襲われることは、誰もが納得のいくことだと思います。もし私たちが麻酔のなかった時代のように、患者を押さえつけて、彼らに恐怖や痛みがあるにもかかわらず事を進めようとすれば、彼らにトラウマを残すことになるでしょう。実際、患者はその出来事を想起できるでしょう。しかし、涙や絶叫を伴うほどのものであったとしても、そのときの痛みについては、その視覚的体験のように、想起することも想像の中で再現することもできません。想起することを求められると、患者は、住んでいた寝室や海辺や道などを「こころの目」で非常に詳細に再び見ることはできるでしょう。なかには忘れてしまった部分を埋め合わせるために場面を視覚化する人がいるかもしれません。

また、直観像記憶は詳細で鮮明ですが、大人では稀にしか生じません。私たちは言葉を用いて出来事を言い表すことはできても、こころの中で身体感覚を再現することはできないのです。

身体感覚は消えてしまいません。それらが何処かに記録されているのは、思いもかけないときに鮮明に蘇ってくることから分かります。たとえば、荒れた海を航海した後に、陸地にいるにもかかわらず、私たちの身体は船上で揺れ続けているように感じることがあります。しかしながら、痛みが生じるはずの外科的処置を行う際に、意識をなくしたり麻痺を生じさせたりする麻酔を用いない状態で、患者にある視覚イメージに注意を向ければ他の身体感覚を感じなくなるだろうという暗示を与えると、患者は外科手術中も痛みを感じなくなるのです。患者は痛みを感じたことを思い出さないでしょうし、そのときの体験が不快なものであったという素振りもみせないでしょう。彼らは穏やかでリラックスしているように見えるのです。

こうした患者と話してみると、神経心理学的かつ心理学的な真実を簡単に示すことができます。たとえば、患者が人の話に注意を向けている際に、背中に接するストレッチャーの硬さや、足に履いている靴の感覚は感じておらず、誰かに指摘されて初めて感じられるようになるという事実を指摘できるでしょう。そのようなことがあった後の患者は、手術をしたことも思い出せないと言ったり、手術が既に終わっていることに驚いたりすることもあります。患者に思い浮かぶことを自由に話すように求めると、手術の処置について話す場合もあります。彼らは外科用メスが皮膚を切る感覚、つまり手術でされていることの感覚はあるものの、痛みは感じていないようでした。痛みは、イメージで想起できる感覚とは異なり、記憶とは特別な関係にあるようです。痛みは意識で体験されるのではなく、むしろ通常の意識体験に取って代わってしまい、そのあとには「痛みのイメージ」が残らないのです。

現在の体験である痛み

私たちは、過去の痛みの体験をあたかも「イメージ」できるかのように話します。しかし、私たちは時間や場所を思い出し、その痛みの体験に対して恐ろしい、怖い、不快だというラベルを付けることができても、それをこころの中で再現することはできません。それゆえ、痛みは現在の体験であり、それに対する反応が想起可能であっても、痛みそのものは再現できないのです。たとえば視覚体験について、「私はそれをこころの中に鮮明に描き出すことができます」と言いますが、痛みについては、そのように言うことも、こころのなかでもう一度それを体験することもできません。そして、戦闘や緊急事態のように注意が他に向いている状況では、痛みを感じません。救急処置室や手術室は劇的な状況ですが、そこでは痛みではなく視覚化されがちな劇が繰り広げられています。したがって、そうした環境では、麻酔によって意識をなくすことがなくても、本来なら痛みと恐怖を伴う処置を容易に行うことが可能になるのです。

痛みの継続的な体験は、痛みが来たり去ったりするという変化によって生じ、それぞれの痛みのぶり返しは、新たな痛みとなります。「慢性疼痛」というのは一般的にはこのような痛みを指します。痛みが意識され続けるには、痛みの強さの変動や痛みの質の変化が生じていなければいけません。痛みは何らかのプロセスによって起こされることがありますが、もし痛みに変化が生じなければその痛みは体験されなくなり、むしろ和らいでいきます。

痛みの知覚の多様性

ここで痛みの「知覚」について検討しましょう。死につながりそうだとか、不可逆的な損傷となりそうだという刺激は恐怖を生じさせます。感覚としては、ひどく不快なこととして表現されます。言い換えると、私たちは痛みをその意味に従って表現し、感じているのです。刺激の知覚はさまざまなので、針の一刺しにしても、それを危険でないと認識すれば、私たちはびくっとするくらいのことで済むのですが、もしそれを（たとえば暗殺者が持つ先端に毒が塗られた傘のような）死をもたらすほどのものと認識するならば、それは違った反応を生むことになります。これが、がん患者において痛み刺激に対する反応に差異が生じる要因です。痛みが強まったり弱まったりすると、それによって、痛みへの注意が強まり続けるかもしれません。さらに、それは、バラバラになるような、もっと悪い状態を予兆させると認識され、「ひどくつらい」ものや「恐ろしいほど苦しい」ものとして知覚されるかもしれません。心の平静さやまとまりを破壊するような痛みに襲われることを恐れるのです。しばしば空想によって混乱や強烈な恐怖が生じることがあります。それによって患者は、これから強い痛みが起こるのだと考えるかもしれません。

統覚

いくつかの実験で、被験者が部屋でひとりで医師が来るのを待っている様子を記録していくと、医師が出入口に面した廊下から部屋に近づいてドアの音がすると、それに反応して心拍や血圧、皮膚の精神電流反応（情緒的な変化に対する皮膚抵抗や感受性を記録する方法）が顕著に上がることが知られています。医師が部屋に入った後は、それと同じ音がしても、これらの反応を喚起することはありません。医師が部屋に入ってくることを予測している患者はドアの音に意味を付与していますが、それは、医師が部屋の中にいるとなくなります。これらの現象を「統覚」と呼ぶことができます。刺激は「知覚される」のですが、それに対する反応を決定するのは、それに付与される意味です。たとえば、知らない場所でドアを叩く音がしても、聞いた人がその音に何らかの意味を付与していなければ、その人に反応を引き起こすことはありません。彼らは誰かが来訪したと思うか、もしくは彼らの所に入ってこないでくれと願うかもしれません。知覚された刺激の素材に情緒的な「意味」を伴うことが「統覚」であり、それは知覚された何らかの対象が、個人にとって特別な情緒的意味を持つようになるプロセスです。ドアをノックする音が聞こえたとき、それは単にドアを叩く音として認識されますが、もしKGB（ソ連国家保安委員会）が来るのかもしれないと思っていると、その音は、「ついに来た《ノック・オン・ザ・ドア》」という意味になり、恐怖を引き起こすのです。

　このテーマにおける変化形として、一つの様式で刺激に注目すると、他の様式による刺激への反応が抑制されるという現象があります。それは一九五〇年代後半にロール・ヘルナンデス-ペオン（Raul Hernandez-Peon）によって提示されました。[*1] いわゆる難治性の疼痛は、それが注意の中心を占めてしまい、他のあらゆることが抑制されます。難治性の疼痛に苦しむ患者は他のことを何も考えられなくなり、機能不全に陥ります。他の刺激が取って代わることがないため、患者は、痛みに対して、それへの反応を統合したり抑制したりしないまま生きていくことになります。そうすると、薬や切除術、手術という痛みを軽減するために習慣的に用いられている処置は、痛みの位置を注意の「中心」に固めるため、かえって痛みに注意を引き付けることになり、痛みの軽減に失敗することになりかねません。痛みを軽減するために用いられる薬の多くは、

＊1　Hernandez-Peon, R. & Donoso, M.（1960）. *Influences of attention and suggestion upon subcortical evoked electrical activity in the human brain.* Proceedings of the First Congress of Neurological Science, London: Pergamon.

その副作用によって、意識が鈍り、ぼんやりしてくるのですが、それによって痛みはさらに荒く、拡散したものとなります。そのために、痛みがあっても他の刺激に注意を向ける努力や識別能力が阻害されることになります。薬の投与は、感覚の入力や反応を弱めますが、それは外的刺激に対する意識が実質的に失われるまで続けられます。それにより、ある不快な状態が引き起されます。それは忘却状態ではなく、ぼんやりとした半覚醒状態なのです。このとき、内的刺激が外的刺激を上回っています。記憶が途切れるほどの眠りもリフレッシュできるような眠りも不可能となります。前者については、浮遊する無意識的思考によって刺激され続けるためであり、後者については、強い鎮痛剤や鎮静剤は、少しの投与でも、自然な睡眠のリズムを混乱させるためです。リフレッシュできるような眠気は、一般的には脳波（ＥＥＧ）上において一秒間に十二〜十五のサイクルで脳の後方からくるアルファ波のリズムと関係がありますが、そうした場合には生じなくなっているからです。

頭蓋内雑音のある患者の事例

耳鳴りのある患者は私たちに有益な枠組みを提供してくれます。彼らの場合、先に記したプロセスを覆すことが可能となります。他の刺激に注目することで、耳鳴りに対する反応を抑制できます。とりわけ内的雑音がひどいときには、患者に他のことに注意を向けるように強く勧めることで、内的雑音への注意を抑制したり、雑音の侵入を止めたり少なくしたりできます。そうしたケースの一つでは、患者は自殺を試みたために私に紹介されてきました。その患者は、ほとんど耳が聞こえない状態でした。彼は見た夢を語り、私はメモ用紙に私の解釈を書き込んで応答しました。面接は急速に進んでいき、豊富で鮮明な夢を見た患者はそれに大きな関心を示し、強く印象づけられていました。彼は分析と解釈に没頭したのですが、そうすると耳鳴りによってほかに注意を向けられなくなることはなくなりました。実際、彼はその後も耳鳴りに悩まされることがなくなりました。同様に心理療法を受けていたもう一人の患者は、終了して一年経ったときに、フォローアップのためにやってきました。彼は今では新たなビジネスライフを順調に営んでいました。彼が助けを求めて初めて来たときは、耳鳴りとそれによる影響で、一年以上仕事ができていませんでした。彼は、今でも耳の中に雑音があるかと聞かれると、「そう言われてみれば、それに気づくし、それがあることは分かるけど、悩まされてはいないよ」と答えるほどです。

痛みに対する気づきは抑制できるという理論を支持するもう一つのエビデンスが、頭蓋内の大きな雑音のある患者に関する私の研究から得られます。雑音は聴診器をとおして私にも聞こえるのですが、患者は注意をそれに促されて初めて気づくようになります。頭蓋内雑音は頭蓋骨内の血管腫という異常に変形した動脈によって生じます。患者はその雑音に幼少期に気づき、それは普通に誰にでも生じる現象だと思っていたと言うことがしばしばありました。ある若い女性は、「頭の中の雑音」が異常だということを知ってショックを受けたと言いました。彼女がこれを知ったのは、血管腫によって初めてのてんかん発作が生じたときに、血管腫の雑音が神経科医によって聞き取られたときでした。彼女は専門職において成功している女性でしたが、驚くことに、彼女はそれまでその大きな脈打つ雑音によって悩まされることはなかったのです。

雑音発生器が先天的に拡張した血管の奇形であった症例もありました。怪我やショックをきっかけに患者の注意がそれに向かうようになるらしく、彼らは怪我をしてからそれが生じるようになったと訴えました。若い炭坑夫の例ですが、彼は落ちてきた岩に当たって意識を失いました。彼は脳震盪を起こしたのですが、骨折はありませんでした。彼は頭蓋内雑音を訴え、それは事故の前にはなかったものだと主張しました。大きな雑音が実際に聴診され、血管造影によって皮質全体を覆う異常な血管のネットワークが確認されました。

このことは、日常生活のなかで日々経験しているような他のことに注意を向けることによって、痛みや雑音のような刺激を抑制（意識から除去）できるという理論を支持しています。それゆえ、診察中の質問が痛みに注意を向けていくと、痛みが注意の中心になることも理解できます。痛みを緩和する試みは、痛みに注意を向けることでもあり、逆効果となりかねません。痛みに由来する苦痛を減らす試みには、理想的には、そこから注意を逸らす心理学的な戦略が伴われるべきです。心理療法におけるリハビリ的で創造的な活動と自己探求は、患者の注意を転じさせることとなり、最も改善の見込みのない状況であっても変化が可能となります。

他者の痛みを受け取る

私たちの生涯をとおして、他者の反応が、私たちの世界に対する見方に影響を与えます。赤ちゃんは最初、世界を間接的に経験しています。母親が落ち着いているか不安になっているかが、安全か危険かのシグナルとなります。大人でもこれは続き、幼児がえりをするような状況（たとえば、群衆の中でパニックになっているときとか、危険な暴徒を前にしたときなど）では、いくつかの点でこれと同じことが言えます。アンナ・フロイト（Freud, A.）は一九三九〜一九四五年の戦争の際のロンドン空襲における母子を観察しました。[*2] 近くで爆弾が爆発し、レンガが落ちてくるという大きな音があるにもかかわらず、落ち着いた母親のところにいた赤ちゃんは、そんな騒ぎの中でも眠っていました。一方、母親が不安や恐怖に怯えていた場合には、赤ちゃんは不機嫌でイライラしていました。

病院でも同じことが生じます。初めて外来に来た患者は、不安と狼狽が漂う雰囲気のなかに入れられるのですが、そこでは医師や看護師が潜在的に持っている恐怖や不安が危険を知らせるシグナルとなっている可能性があります。がん患者と心理療法を始めるだけで劇的な変化が生じることがよくあったのですが、それは私が創り出していた雰囲気に拠るところがあったのかもしれません。病気や死に対して穏やかで理性的な立場を表している状況では、患者にパニックを引き起こす誘因はなかったのです。

「死んだも同然」

手術や医学的処置に反応しない難治性疼痛のために、私のところに紹介されてきた患者は、やがて痛みのことばかり考えることをやめるようになります。そして、心理療法の進展に従って、ジアモルヒネや他の鎮痛剤を止めるか、かなりの量を減らすこととなります。これは、「末期」と考えられた患者で、ジアモルヒネ製剤が増量されていた場合でもそうでした。患者が痛みと治療の無力さを、希望がないこと、いよいよ見捨てられるときが迫ってきた証拠として認識するような場合に、絶望が死への序奏となることがあります。バラバラになってしまうという崩壊への恐怖は、自分が人から「死んだも同然」の、希望がない状態とみなされていると感じるときに生じます。

これは、ウォルター・B・キャノン（Cannon, W. B.）によって一九五七年に出版された「ヴードゥー教の呪い」のなかに描かれています。[*3] アボリジニーの呪術師が犠牲者に骨を向けると、その人は死ぬ運命にあります。呪術師がこのような方法で犠牲者を「骨にした」後、部族の残りの者がその前で埋葬の儀式を行うのですが、それは、もはや彼らがその犠牲者には何の望みも持っていないことを示しています。彼らのこころのなかでは、その犠牲者はすでに死んでおり、人としてのいかなる希望も削がれてしまっているのです。その結果、アボリジニーの犠牲者は食べることも飲むこともやめ、死を待つ人として黙ってしまいます。彼は（まさに「良い患者」のように）話さなくなるのです。そして、まわりの人が愛や希望を引っ込めてしま

＊2　Freud, A. & Dorothy T.（1944）. *Burlingham, infants without families*. London: Allen & Unwin.
＊3　Cannon, W. B.（1957）. Voodoo death. *Psychosomatic Medicine*, **19**（3）, 182–190.

うために、彼は死ぬことになります。呪術師と部族の者は彼が死ぬのを儀式の結末として見るのですが、彼を殺したのは彼らが同情を示さなくなったためなのです。

他者の目をとおして世界を見ること

赤ちゃんと同じように、大人も他者の目をとおして世界を見ます。とりわけ専門家のような、恐れ敬う人に対してはそうなります。人は自分が見るものではなく、他者が見ているものに大いに影響されます。ある男性の事例では、「健康診断」の一環で行った血液検査の結果を静かに落ち着いて待っていたのですが、次の瞬間、彼は何の前触れもなく、治療困難な血液疾患だと告げられて、動揺し、倒れて、失禁してしまいました。このような場合、患者はそっけなく検査結果を告げられることがあります。患者だけが重荷を背負わされ、それをともに担いでくれる人は誰もいないと感じられるのです。情報を提供する側は患者のことをまるで異邦人のように、つまり通常の健康なグループの外の者であるかのように見ます。そのため、できることはなにもないので患者は早々に立ち去るほかなく、迷惑をかけ、時間をとったことを詫びる場合も多いのです。

その人もその人がもつ痛みも、穏やかに自信をもって受け入れられたと感じる必要があります。痛みは、現に、取り除いて、他のものを返すことができるのです。子どもが転んだときにするように、あまり知らない人に対しては肩を抱いてあげることができます。親しい人に対しては、抱きしめたりキスしたりすることができます。ある理学療法部門で、年長の理学療法士は、夫を亡くしたばかりの女性に治療の説明をした際、彼女の悲痛な表情を見て、自分自身の夫が亡くなったことを思い出しました。その理学療法士は「あなたの夫はいつ亡くなったの」と聞き、そしてすぐさま「こちらへ来て」と言いました。患者が近づくと、その理学療法士はやさしく患者の頭を自分の肩に招きよせ、抱きしめました。ほんのわずかな時間そうした後、彼女らは離れ、理学療法士は治療の説明を続けました。患者は、そのことがあるまで、自分がいかに「人との触れあい」を切望していたのかに気づいていなかったと語りました。

相補的なアプローチ

精神状態や「内的世界」における対象の現れ方に対して最大限の注意を向けない限り、痛みや苦痛の軽減を図る処置について、おそらく正しい評価はできません。逆にこうしたことに注意を向けると、恐怖や迫害感は他者に対する感情や気遣いへと変わっていき、より耐えやすいものになります。おそらく、精神的であれ身体的であれ、痛みを軽減するあらゆる試みには、「相補的」アプローチが採用されるべきです。「相補的」アプローチにおいては、患者についての二つの異なった見方があります。それは、医学的、生理学的な観点と、情緒やパーソナリティや性格を考慮する心理学的な観点です。二つの見方は表向きには相いれないものです。心理学的見方で医学・生理学的見方を記述することはできませんし、その逆も同様です。しかしこの二つの観点は、ひとりの人に対する私たちの理解を豊かにします。著明な物理学者であるニールス・ボーア（Bohr, N.）は、一九五八年に量子論への応答として、相補性の原理を発表しました。[*4]光は、波動として記述できるし、小さな「パケット」である量子の移動としても記述できることからそう呼ばれました。ボーアによって示された光の二つの側面は、一方が他方を記述するために用いることができないため、相いれないものではありますが、それらを一緒に取り入れることで、現象に対する私たちの理解を豊かにしてくれます。

＊4　Bohr, N. (1958). *Atomic physics and human knowledge*. London: Chapman & Hall.

がんと痛みの知覚

がんと痛みの知覚について、手短に述べるのは容易なことではありません。人とコミュニケーションをとるとき、私たちはいくつかの概念理解だけでなく、誤った概念理解に対して細心の注意を払わなければなりません。人によっても精神状態によっても、「がん」という言葉は異なる意味となっている可能性があります。それは、痛みや死という言葉でも同じで、被害者、犠牲者、苦悩などを意味します。がんは死に至るという考えがあり、これはほぼ全世界で信じられています。がんのある人が死ぬことは事実ですが、彼らも他の人々と同じように、心臓が鼓動をやめ、脳に血液を送らなくなることによって死ぬのです。がんが死の原因ではなく、がんが障壁を作ることによって、つまりそれが存在することによってシステムの機能を阻害し、遂には機能不全に陥るために死ぬのです。最終的に死は生じますが、それは心臓が止まり、脳が死ぬときです。

それゆえ、がんの場合、私たちは「死」という言葉を使うにもかかわらず、実は、生について話し合っていることが多いです。がんを持つ経験を話し合うとき、実際のところ私たちは、たとえば「はい、がんです」とか「白血病です」「治療はうまくいきませんでした」「そう長くはありません」「たぶん、数週間かと」といったいくつかの言葉に帰着するような変換を考えています。「私の余生をどのように過ごそうか」と問うことはめったにありませんし、自分たちの怯えを表明することもめったにありません。同じ言葉が、使う人や使う場面によって、異なった影響を及ぼすということは、ふとしたときに気づかされます。口にされない問いは「あなたは衰弱した私に耐えられますか」なのです。語られることのない真実。それは私達の絆をいっそう強めてくれるのでしょうか。それとも引き離すのでしょうか。

前述したように、科学的訓練を受けた多くの医師にとって、心理療法的アプローチは身体医学で教わった理論とはまったく異質です。心理療法の目標は、患者が生活上の煩い事に苦しむのではなく、むしろ今抱える苦難に耐えられるようにすることですが、内科医の通常の目標は痛みと病気の除去です。内科医や外科医は、さまざまな疾患のパターンを念頭に、患者や治療方法を分類する症候群の兆候や症状を探しますが、心理療法士は逆に、ある特定の個人に病気がどのような影響を及ぼすのか、あるいは介入がどのような結果をもたらすのかに関する先入見を持たないようにします。基礎研究におけるのと同じように、「わからないこと」は予測してはならないのです。（応用研究におけるように）患者が受身的な目撃者としかならないような、目標を定めて行う管理体制や治療計画を立てる代わりに、心理療法士は、患者が能動的でいられるような対話に没入してきます。患者や家族は、自分に襲いかかるがんが彼らの身体に住み着いていると知って、人生観が変わります。現状を維持する努力として、がんが拡がっている証拠を無視しようと努め、その存在を知らないかのように振る舞う人もいます。そして彼らは怒り、不満を訴えます。「進行」や「再発」が起きると、彼らの怒りや不満はもっともなものに思えるのです。

心理療法士からみると、がん患者や「治療不能の末期状態」と呼ばれる患者の心理療法と、それ以外の状況の患者の心理療法とでは、大きな違いがあります。精神分析に由来する技法や知識をがん病棟という環境に応用する場合、心理療法士は患者とともに時間を過ごすだけでなく、患者がいかなる状態であっても、心理療法士自身の持てる資源をすべて用います。残された時間の総量は人によって異なりますが、それよりも、その残された時間をどのように生きるのか、その質が大切なのです。

病院では、症状や治療の激しさが増すと、否認を働かせます。これは、周囲の人々のうねぼれが引き起こすのです。大抵は、否認の試みは、家族やスタッフの芝居じみた振る舞いとなり、それは不幸な停滞を引き起こします。思い悩んだ患者はたまらず、「私は良くなってないよね？」と言うかもしれません。それはあたかも約束が破られたか、まわりのすべての期待がくじかれたかのような様相を呈します。

失敗の重荷

ホジキン病のある若い男性は、それまでに化学療法を二クール行っていました。そのたびに彼はそれが最後になると思っていたため、さらにもう一クールやるのは耐えられないと感じていました。一方、治療の失敗のために彼の妻は落胆し、その影響で深刻な全身の皮膚炎になっていました。家で彼は妻に無理な要求をして苦しめていたのですが、妻は彼の不安定な身体状態のことを考えて、何とかその要求に応えようとしました。妻にとってもっとも辛かったのは、他の患者が化学療法のせいで子どもをもうけられなくなったという事実を初めて知ったことでした。このことが彼らには告知されていなかったので、精子を保存することも、治療の開始前に夫婦によって妊娠を試みようとすることもなかったのです。

かつては、ひとりの医師がそれぞれ患者を担当し、患者の情緒的反応も助けを借りずに扱うべきであるし、またそれが可能であると考えられていました。しかし、今ではそのような古い虚構は消滅しつつありますし、そもそも多くの専門家が同時に関わるがん医療ではそのやり方は不可能です。当然ながら、どのような患者であっても、その人の病気がどのような性質のものであるのかをはっきりと伝えることは容易ではないのです。「白血病」とか「がん」という恐ろしい病名であっても、病名を求める人がいます。しかし、より苦痛を伴うのが、さしあたり健康な若者に治療の結果生じることについて言わなければならない場合です。持続的な吐き気、倦怠感、不妊、性欲の喪失、抜け毛といったことがあるのです。しかし、もし患者にそのことが伝えられず、病状のさまざまな段階を知っている他の患者や家族から偶然に少しずつ知ってしまうと、そのたびにショックを受け、不信感や絶望感を助長することになります。患者には、自分のための時間と、自分のこころの痛みを受け止め耳を傾けて共にいてくれる覚悟のある人が必要なのです。心理療法に紹介されてくる理由のひとつが、治療が「成功」したと見込まれる、あるいは、最善のことがなされたにもかかわらず、対処に困る反応がみられることです。

知っておくべきことのすべてを知っておくこと

乳がんや脳腫瘍の治療を終えた患者は、さまざまなことができなくなり、文句を言い続け気持ちが鎮まらなくなるかもしれません。脳腫瘍が除去され、再発の見通しがほぼなくなったとしても、患者は働く能力や自立して生活する能力を失う可能性があります。私の考えでは、手術をするという決定は、その後に生じることを知ったうえで行うべきであり、そのためには多くの人と真剣な話し合いをして、じっくりと考える必要があります。そのために、前例があって分かっていることは、患者や家族に明らかにされるべきです。たとえば、精神機能の障害に対する予測、その予測の不確かさについて話し合いをするべきですし、ときには、脳の損傷や能力の喪失を少なくするために、脳腫瘍の全摘以外の治療を考えてもよいのです。重要なことは、大きな損傷を被った患者のために、必要な設備を整え、集中的なケアの体制を整えることです。私が本書のここまでに記述したいくつかの症例では、がんの「治療」、つまり脳腫瘍の摘出が、こころを不完全にしてしまい、患者の家族に独特の苦痛な状況を作り出しました。私の関与は損傷を被った後に求められることが常ですが、そのときには状況は取り返しのつかないものになっています。損傷を被った患者に対する家族の怒りは、準備を行うことで回避できます。失われるのは人、つまり患者だけでなく、患者と家族との関係性も損傷を被ります。彼らは、自分の知っている人を奪われて、連れ去った側からは、救済策もなければ、なんの償いもありません。

痛みの「コントロール」

「疼痛コントロール」は、がん領域では常にある問題で、それを達成する手段として薬や外科的処置が試みられています。しかし、痛みを防ぐためのあらゆる処置が施されたにもかかわらず、痛みの訴えがあるために、私のところに患者が紹介されてくることが頻繁にあります。その場合、原因が特定されているか、患者が誇張して言っていると考えられているかのどちらかです。実際、私が本章の最初で概説したように、「痛み」には不思議なところがあり、それを私は部分的には意味論的な問題として考えています。痛みは、視覚的、聴覚的、嗅覚的、触覚的な体験と異なり、イメージで再現することができません。しかし、私たちは、痛みの媒介物や容器、つまり、痛みが生じていた状況しか覚えていない場合であっても、あたかも痛みを思い出しているかのように語るのです。痛みが生じているときには、痛みは過去や現在、未来において知覚されるものすべてを色づけし、変形させます。痛みのなかった過去を思って嘆き悲しむ人がいますが、それを想像することはできないのです。痛みを感じる人は、飢えた人が料理のイメージを持つように、痛みのない状況についてのイメージを持つことはできません。関わる人みなの努力にもかかわらず訴えが続くと、訴える側にも訴えられる側にも怒りが生じることがあります。医師は患者に十分な注意を払っていないと非難されるか、あるいは最近の処置が痛みを悪化させる「ミス」と関連しているという、遠回しの、あるいは直接的な告発が起こりえます。痛みは、すべてを破壊し台無しにする張本人であると訴えられます。心理療法では、既に言及したように、しばしば痛みが問題でなくなることがあります。それは、まるで痛みの訴えにはそもそも痛みの除去以外の何か別の目的があるかのようなのです。

緩和治療

多くの薬が痛みを緩和するために出されますが、私の経験では、かなりの割合で、心理療法を行っているあいだと終了後にすべての薬の分量を減らすことができました。それは、薬が一時的もしくは完全に「最後の手段」となっていてもそうで、その後、痛みの訴えが増すことはありませんでした。薬は救命ブイのようなもので、まるでそれは、人々が救命ブイを見て、もしくはそれを掴むよう追い込まれ、自分が泳げるにもかかわらず、無意識のうちにそのブイを掴んでしまったかのようでした。たいていの場合、薬は試用期間から始められ、患者が痛みのぶり返しや増悪を怖がるので、その後も継続していくことになりました。私が言っているのは、もちろん、急性の痛みではなく、「慢性疼痛」と言われている痛みのことで、それは何らかの悪化の兆しを常に連想させるものです。その痛みは「そこに」、つまり身体のある地点に潜んでいるのですが、特定の動きや姿勢によって現れてくるのです。

がん恐怖

ある患者が私のところに紹介されてきました。紹介状によると、彼女は「がん恐怖」で、子宮頸がんと診断されてパニック発作を起こしていました。彼女のがんは初期段階で、予後は「とても良い」と評価されていました。したがって、腫瘍医は、「ほぼ」確実に、治療によってがんを排除できると考えていました。彼女は放射線治療を行うことになりましたが、始まる前から取り乱し、結果を考えては悲観的になっていました。スタッフが彼女を安心させようとすればするほど、彼女はシニカルになり、自分は本当のことを言われていないと考えるようになりました。がんという診断は、彼女にとって、死の宣告であり、それが自分の身に降りかかってきたと憤っていました。彼女は泣き崩れていて、ほとんど話せない状態でした。そして帰宅後も、四人の子どものうち一番上の子だけには話しましたが、あとの子には彼女がどんな病気であるのか言いたくありませんでした。彼女はさまざまな医師に質問をしても、あいまいな答えしかもらえなかったため、自分は本当のことを言われていないという疑いを増幅させ、彼らを信用しなくなりました。彼女が医師に求めたのは、「がんですか？」「私はがんで死ぬのですか？」に対する明確な答えでした。実際のところ、この質問に対して彼女が求めるように答えることは誰にもできず、せいぜい可能性や確率としてしか答えられないのですが、彼女が欲しかったのは確実さと、これから彼女に何が起こるのかについて知ることであり、自分以外の大多数や少数の人に起こることではありませんでした。

私たちは放射線治療の開始後に会いましたが、そのとき、彼女は苦しんでいました。しかも、彼女は自身に生じていた吐き気や下痢を、彼女が知り得る最大の恐怖であると感じているようでした。その治療には吐き気や下痢が生じる可能性があるのですが、それについて誰も彼女に予告していませんでした。彼女は、敵意と怒りに満ちていました。なぜなら病院に来る前には、彼女はとても元気だったからです。彼女のこころの平和も良好な健康状態も無茶苦茶にされました。彼女は教師の仕事に戻ろうとしていましたが、もうできないだろうとも思っていました。

洞察を得ることで彼女は、抑圧から解放されました。彼女は、すべての人の生活とは懸念と不確かさを抱えた生きた人生だと気づいたのです。確実さを追求したために、気づくと彼女は痛みを抱えて怯えて状態となっていたのでした。こうして彼女は、うそをつかずに彼女に安心感を与えられることができなかった医師にもいくらかの同情を示すようになっただけでなく、何も確かではないけれども、それでも彼女は幸運であるという現実を理解できるようになりました。がんは転移する前に発見されており、簡単な治療で済みました。彼女は、自分がどんな経験をくぐり抜けてきたのかを子どもたちに話すことができ、そして、そこから抜け出てくることで自分が幸運であることに気づくに至った経緯を子どもたちに教えることができたのです。

このような患者は、自分は侵害されないと強く確信しているので、人生を変えるほどの病気を持っているという可能性について、敢えて考えることはしません。がんは死と同等視されるため、がんが見つかることは、死の宣告以外のなにものではないと感じさせるのです。この患者は、犠牲となる運命にある人には真実が語られないという空想を持っていました。彼女への慰めや元気づける試みは、ことごとく彼女をナボコフの『断頭台への招待』に出てくる死刑執行人の犠牲者のような気分にさせていました。[*5] 皮肉にも、彼女は子どもたちと話すことを恐れ、職業生活に戻る機会も奪われて、ただ死を待つだけの不幸な女性として生き続けていたのでしょう。

次に挙げる二つのケースでは、治療が成功したと考えられた後にこころの痛みや苦しみが生じました。両ケースとも、がんはみたところ完全に取り除かれていました。

治療の成功との折り合い

ある若い女性が紹介されてきました。表向きは、肥満がひどくなったという理由でした。それは、脳腫瘍の除去とその後の放射線治療に続いて生じていました。除去は完璧で、再発もなかったにもかかわらず体重がかなり増えたため、「心理的な」要因によるものと考えられました。心理療法のセッションで、彼女は母親のことを威圧的な人であると述べ、手術を受ける前には彼女が美の女王となるように強要されてい

＊5　Nabokov, V. (1959). *Invitation to a beheading*. Trans. Dmitri Nabokov in collaboration with the author, New York: G.P. Putnam's Sons.

たと語りました。彼女は成功し続け、映画産業の一端にいたこともありました。母親は彼女に体型の維持と、美しい外観を保つようにプレッシャーをかけていましたが、体重が増えるにしたがって、彼女は母親を強く拒絶するようになりました。「成功」は今や失敗でした。彼女は未だに母親の呪縛の下におり、体重を減らし、孤独や母親からの拒絶がなくならなければ、自殺する恐れがありました。手術の前の彼女は傷つきやすく、母親に依存していたのですが、心理療法をとおして、がん治療の成功によって助かった命の価値を理解するようになりました。

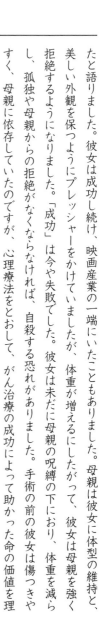

いたるところに汚れを「見ること」――投影

もう一つの症例では、治療の成功が心理的な危機をもたらし、集中的な心理療法を必要としました。腸のがんのために数回の手術を行った、とても上品な男性は、それまでの手術では動じることなく、その結果にも満足していましたが、人工肛門を付けた最後の手術をしてからは、そうではなくなりました。彼は、自分は「破壊された」と言いました。がんは取り除かれたにもかかわらず、彼は強迫的だったので、いたるところに汚れを見出していました。彼は人工肛門に触れられず、今では絶えず汚れているように感じると言いました。彼は料理をするのが好きでしたが、今では自分は汚れていると感じ、食べ物に触れませんでした。私たちは数回のセッションを持ったのですが、そのうちのある回、彼は、自分はいったい何をされたのか説明してほしいと求めてきました。がんを含んだ組織の塊が取り除かれたと説明すると、彼の言う汚いものが取り除かれたので、自分はきれいになった感じがすると彼は言いました。

彼は大家族の最年長で、何人もの家族を育ててきました。明らかに彼はこの役割が好きだったようで、病棟で病院食にケチをつけて、他の患者のために料理を作ってあげていました。彼は、自分には強迫観念があり、症状は広範囲にわたっていると話しました。彼は入浴するまで誰にも自分を触らせませんでした。彼はまた醜さや異常さにどれほど絶えられないかを話してくれました。ダウン症の人を見て「ぞっとした」のもその例です。人工肛門を付けているというストレス状況下で彼は心理療法に取り組んだのですが、彼はそうでもしなければ普通に生活することも、退院することもできませんでした。彼は自分の人生と態度を見直したことで、変化をもたらすのに十分な洞察を発展させ、退院するまでに人工肛門のパウチを自分で付け替えることができるようになりました。彼は、受身的で他者主体的な意味で「見た」という言葉を用いて、いたるところに汚れや糞便を自分が見ていた、つまり自分で付けていたのだということを理解しました。彼は不快なことを人のせいにして、人が自分を軽蔑と哀れみをもって見ていると感じては、それが耐えられなくなっていたのでした。数回の心理療法で劇的に変化しましたが、それは、このような状況では心理療法を受けなければ生じなかった変化であったと言えます。

本章では、痛みのさまざまなあらわれ方を見てきました。身体的な痛みがありますが、こころの痛みもあるのです。すなわち、病気による苦しみだけでない苦しみもあるのです。精神分析的心理療法士は、痛みに対する人の経験の複雑さを探求し理解するために、経験と訓練を重ねるべきです。そして心理療法士は、効果を発揮するために持ち堪えなければなりません。科学者は物、原子、分子、細胞という表象を扱う必要があります。私たちも「症例10番」とか「右側の大きな腫瘍」などと、同じように人を扱わないように、十分に気をつけなければなりません。緩和ケアにできることは限られていますが、ときには意識を曇らせ、患者が明瞭に考えられなくなったり、がんがあるというトラウマからこころが独立していられないほどにさせてしまったりすることもあるのです。

第6章　恐怖とトラウマ——真実を告げられるとき

Dread and trauma—on being told the truth

倫理的に重要な問題は、がん患者に真実を伝えるべきかどうかではなく、どのように伝えるかです。嘘をつくことも、心の準備がまったくできていない患者に真実を伝えることも、患者のこころを傷つけることがあります。患者をよく知り理解して、患者が自分の状況の意味をよくわかるようにするにも、時間と手間をかける必要があります。医師はよく患者の身になって考えようとしますが、それは、相手の気持ちに**気がつかない**ための最良の方法なのです。このような勘違いは、単なる空想、つまり患者が何を考え、何を感じているかについてのありきたりな推測に基づいて医学的決定をすることになりかねません。それは何も検査をせずに処方をするようなものです。

真実を告げること

真実を患者に伝えるかどうかという問題は、通常、がんと関連して起こります。それは他の病気でも同じように起こると思うかもしれませんが、そうではありません。多発性硬化症や冠動脈疾患患者への告知については、がんの場合と同じような論争は起きないのです。そのため、問題は、単に真実を伝えるかどうかではなく、ある状況では伝えるが、別の状況では伝えていない、ということなのです。このように、医師は、「がん」という言葉が患者にどのような意味を持つのかを考えながら、診断に関して嘘をつくかどうかを決めていると考えられます。しかし、実際には、その意思決定は患者よりも医師自身のがんに対する感情が大きく影響しているのです。診断や検査やその他の処置を受けている患者のほとんど全員が、悪性度が初期段階でも、がんの可能性を念頭に置いています。つまり、医師が決めるべきことは患者に真実を伝えるかどうかではなく、「小さなしこりだけですよ」などと言って、「膿瘍」や「閉塞」などの明らかな症状や徴候があるのに、患者と普通の生活や見通しを話し合うという見え透いた芝居を演じるかどうかなのです。これは、たとえば、患者は妻が知っているということを知っているけれども、お互いそれについては話さないというようなことにつながるのです。医師が、患者の言論の自由を制限したり真実を隠したりし始めてしまうと、夫婦間の通常の関係が崩れてしまい、その結果、夫婦が、結束を深めるのではなく、すれ違いを生んでしまいます。

多くの疾患で、医師は必ずしも真実そのものに関心を払うというよりも、患者にとって（推測ですが）嬉しくない、できれば避けたいと願っている不快な治療を受ける気にさせるために「真実」を利用します。あまり一般的ではありませんし、効果も薄いのですが、患者が不健康な生活を変えようと思わせるのに真実は利用されます。たとえば太っている人に対して、心臓発作を起こした後、このままだといかに危ないかを伝えることで、運動をあまりしない生活からより活発で健康的な生活に変えていくように促すかもしれません。しかし、がんについては、患者や医師はたいてい病気の経過を変えるためにできることは、もはやないという考えにたどり着きます。これはたとえば多発性硬化症の場合も同じで、病気の進行を大きく変えるような生活上の改善点はありません。またこの病気の最期はがんよりも苦しく、困難であることが見込まれますが、それでも通常、患者は真実を告げられます。患者が診断や見通しについて何を告げられるかは、疾患そのものの性質ではなく、医師や患者**双方の**、疾患や疾患に対する反応についての空想によって決定づけられているようです。統計予測は、楽観主義やある特定の治療を正当化するのに利用されているかもしれません。これはもっとも悪質な嘘です、なぜなら統計的「確率」は私たちが本当に知りたいこと、つまり自分の予後については何も教えて**くれない**のですから。この策略はせいぜい、ギャンブラーが束の間の陶酔に浸るようなものです。

主治医はしばしば、真実を告げたらどんな結果になるのかを想像して、患者の前での行動を決めます。もっともよくみられる行動「哲学」は、できるだけその単語に言及しないことです。患者やその患者の背景が医師に知らされていないと、医師は、空想の中で「最悪」の事態が起こることを想像しているのです。

沈黙の陰謀

たとえば、ある病院から来た二十二歳の若い女性はそこで治療を続けることを拒否していました。彼女は結婚する前、理学療法を学んでいました。第一子の出産後、彼女はクリトリスにがんがあると自分で診断していました。彼女はそのことを生検と手術の前に外科医へ伝えました。彼女が手術に先立って病棟にやってきた際に自分の診断について語ったので、病棟の看護師長は狼狽し、誰が彼女に診断を伝えたのかとすぐに追及しました。後日その患者は、放射線治療のために別の医師と会いましたが、その医師はがんだというのは誤解だと説得しようとし、彼女の知性や性格を侮辱するような芝居をしたことで、彼女をおおいに怒らせました。彼女はあまりにも傷つき、屈辱を感じたので、その病院でそれ以上治療を受けることを拒みました。あるとき、彼女は私との会話の中で、患者は真実を知るべきだと語りました……しかしそこで彼女ははたと黙ってしまいました。沈黙のあいだ、彼女は真実について、自分自身に関する真実について考えているようでした。実際に彼女自身ががんだったのです。彼女自身が患者だったのです。一時的に彼女は、まるで他人事のように話していると感じると言っていました。続けて、十二歳のときに、父親が肺がんで亡くなった様子を話しました。母親は、父親には知らせないように言われました。そして今でも、母親は何も伝えないことに従ったことを悔やみ、苦しんでいます。はたして父親は何を考え、望んでいたのかと悩んでいます。その患者は、沈黙の陰謀のせいで父親の一番奥深いところにある思いを分かち合えなかったと思い、今でも、彼はもしかしたら死ぬ前に何か特別に言い残すことがあったのではないかと考えます。この女性は知的で感性が鋭い方でした。彼女の状態を考えると鬱になるだろうと思われたので、私は彼女と会うよう頼まれました。彼女は自分の人生について、誰を責めるでもなく話していました。被害的になるわけでも、当たり散らすわけでもなく、ただただ悲しんでいました。彼女は、自分の痛みや不快感、相対的な孤独感を誰の助けもなく対処できていましたが、この面接のことは大切に思っているようでした。彼女と話ができるのは名誉なことでしたが、そうする勇気がある人は多くありませんでした。特に同年代の看護師たちは、滅多に彼女と話しませんでした。なぜなら、彼女の診断を知っているので、いとも簡単に彼女の中に自分の姿を見てしまい、彼女という存在が差し出す挑戦が怖かったからです。

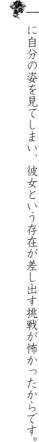

誰が決めるのか

悪い知らせの伝えられ方はさまざまかもしれませんが、誰にもそれを良い知らせにすることはできないのです！　患者は自分から質問しなくても伝えられることもあれば、質問して初めて伝えられることもあります。残された時間が限られていることや、どのように終わりを迎えるかについて、患者が尋ねなくても告げるべきでしょうか。あるいは、人生や将来について話し合う機会を与えるためにそのことは言われるべきでしょうか。患者は死に対して、いろいろと手配したり準備をしたりする必要があります。では患者のことを知っているにしても知らないにしても、患者が自分の人生について何を知り、何を知らなくてもよいかと決めることは、倫理的かつ公正と言えるでしょうか。まったく違う目的のために少し会っただけで、その人の強みや弱みについて何も知らないまま、パーソナリティや潜在能力を評価するのは正しいことでしょうか。がんを告知される状況とは、これから不屈の精神と忍耐力を相当必要とする課題に立ち向かわねばならないことを知るようなものです。不快な経験は先取りしないほうがいいからと、その課題の本質について何も知らされなかった人は、やがて起きることの準備ができずにショックを受けるのです。

告知するとき

告知される真実には、さまざまな水準がありえ、告知される状況も多様です。患者は恐ろしい診断を、無遠慮かつあからさまに、忙しい外来診療で捻出した五分で知らされるべきでしょうか。そうした状況では、さらに質問する時間もなく、慰めを受けたり、その後どうやって対処したらよいかの手助けをされたりすることもありません。あるいは一定の時間、電話をつないだり邪魔したりしないようにと伝えておくことであらかじめ時間を確保して、プライバシーが守られた環境で告知するほうがよいでしょうか。たいていの医師は、自分に適切なペースをつかむのが難しいです。医師は超人的な仕事をしているという興奮や見映えを作りだすために、無頓着を装い他人の時間への配慮がありません。たとえば外来部門では時折、人々の尊厳を無視して、ひとりの医師に一度に五十人もの予約を入れたせいで、満杯になることがあります。これはまた、やっかいな患者を黙らせ、質問する時間を与えないという効果もあります。

真実はきわめて淡々と、診断は前置きも質問もなく、直截に告げられることもあります。一方で患者は、話の途切れや医師の気兼ねする気持ちを利用して「私はがんなのですか」とか「私は死ぬのでしょうか」と尋ねるでしょう。こうした質問に対しては、慎重に思いやりをもって「そうです」とか「違います」とシンプルに答えるか、あるいは「そうかもしれません」や「あなたはどう思いますか」と反応することがあります（もっとも、最後の反応は問いに答えておらず卑怯だと思われるかもしれません）。患者はこの状況で何を思っているのだろう、という医師として持ちがちな空想に惑わされず、優しさと思いやり、感受性をもって、患者が知っていることを決して否定せず、病気によって生じた疑いを抱えて生きようとしている患者の導くままにシンプルに述べれば、真実を伝えることができるでしょう。たとえば、ある患者は、何も深刻なことは起きていないと信じて、「血液検査」のために病院に行きます。のちに、その結果によって内科医の予約がとられました。そして何の前置きもなしに、その専門医は、深刻な白血病であるという知らせを話し出したのです！　その患者はへなへなと座り込み、失禁したのです。どのような見立てが考えられるかについてGP（一般診療医）[†]が伝えて、さまざまな可能性について話し合う機会があれば、その患者はそれほど無防備ではなかったかもしれません。

変容の一例

一人の中年女性が車椅子を押されて面接室に来たとき、私はとても驚きました。彼女のカルテや紹介状をまったく読んでいませんでした。車椅子を押してきた夫は、彼女の後ろでドアを閉めて出て行ってしまいました。彼女はがっくりとうなだれ、車椅子の上で打ちひしがれており、憔悴して、老け込んで衰弱して

† 英国では医療は国営化されている。その国民保健サービス（NHS）において、国民はそれぞれGP（一般診療医）に登録することになっている。

いました。四十代前半のこの女性は、以前の面影はなく、絶望で泣き崩れていました。驚愕の真実が信じられないとでもいうように、彼女はまず「私はもう治らないのでしょうか」と言いました。私は「どうもそのようですが」と答えました。「では、私は死ぬのでしょうか」と彼女は言い、「はい……」と私は答えました。彼女は「もうすぐ？」と尋ね、私は「はい、しかしそれがいつかはわかりません……」と答えました。「孫の二歳の誕生日までは生きたいです」と彼女が言ったので、それはいつかと私は尋ねました。「クリスマスのころです」と彼女は言いました。それはおよそ五カ月後でした。それができるかどうか私にはわかりませんと答えました。面接は一時間でした。そのあいだに、彼女は目に見えて変化しました。車椅子の上でシャンとしてきて、態度も違ってきました。すすり泣くのをやめ、こうした最初のやりとりが終わると、私達の会話はまったく違う方面に向かいました。彼女は自分の過去、そして今までの人生の幸運なことを振り返りました。彼女には二人の息子がいて、彼らは第二次世界大戦に関わらなくて済む時期に生まれました。この変容ぶりはめざましく、真の希望と楽観主義が絶望にとって代わっていました。私は、彼女が過去に数人の精神科医を受診したわけを尋ねました。彼女は、若いころに一度うつ状態になって、GPに精神科を紹介されたと言いました。結局、彼女は八人の精神科医と会いましたが、誰もが十分以上、話をすることがなく、治療は主に精神安定剤と抗うつ剤の処方でした。彼女は全部の薬をやめて、もう他の精神科医とは会わずに回復したそうです。

その後、彼女の体調は悪化しましたが、彼女自身は成長し、周囲の人たちとの関係は豊かになりました。家族の確執を解決し、傷ついていた関係性を修復することができました。彼女のところには訪問客が絶えませんでしたが、病気について遠回しな表現は使わず、率直に話すように促していました。自分の病気のことも、遠からず死ぬことも知っていると伝えていました。面白いことに、夜勤の看護師が彼女との関わりが楽しかったので、勤務時間外にしばしば彼女のもとを訪れるようになりました。医療専門職が患者に真実を告げるべきかどうかをあれこれ検討するときに、このような経験を引き合いに出すことは滅多にありません。彼らの判断は想像に基づいていて、その想像は「患者の身に」自分を置き換えて、自分は患者の気持ちがわかっていると思いこむことによって作り出されています。

外見は大切

別の例では、私は、三日後に大きな切除手術をひかえた患者との面接を依頼されました。私は、その患者が手術の結果どうなるかについてよく話し合い、受容するために十分な時間が持てるよう手術の延期を依頼しました。彼女は舌がんでした。腫瘍の範囲は術中にしか決められず、切除すれば舌の全部あるいは一部と、顎の一部が犠牲になるでしょう。その後、顎の皮膚と骨の欠けた部分を修復するためのいくつかの形成処置があります。

その患者は告知を受けていたものの、どのような選択肢があるのかは理解していませんでした。選択肢は手術をするか、しないかのどちらかだと思っていました。彼女は、手術は成功する、最悪のことは起きないと確信していました。舌の全部を失うかもしれない可能性や、それに伴って喋れなくなるかもしれないことは説明されていましたが、外科医たちは保身のために起こりうる最悪の事態を説明しているだけだと信じており、そしてそのようなことは絶対に起きないと思っていました。

その患者は手術について外科医と私と別々に話し合いました。その外科医は、手術を受けることで終末期が耐えやすいものになるのだから、正しい判断だと考えていました。その手術はがんの悪化を防ぐものではなく、ただ取り除けるものを取るというだけのものでした。告げられたことは真実であるように思えたので、その患者は決断をしました。しかし彼女がすべての真実を知らされているわけではありませんでした。

患者は、その手術はがんを切除するためのもので、それは確実にできるとは限りません、と言われていました。完全な真実とは実際のところ、外科医たちも承知のように、その患者は手術を受けても受けなくても、がんが拡がって死ぬことは避けられないのです。さまざまな選択肢や可能性、そして疑わしい手術の利点に対して支払われる奇形や苦悩という代価については話し合われていませんでした。

このような患者の看護の専門家である看護師長は、自分であれば間違いなくこの手術を受けようとは思いません。しかし患者がすべての真実を知らされていないので看護師長は何も言えず、ただ建設的とは思えない行動を支持していました。もし彼女が患者に真実を伝えることができると思っていたとしたら、彼女が手術の前に何と言ったのかについては推測の域を出ません。その看護師長は倫理的に居心地の悪い立場にありました。彼女は行われていることに同意していませんでしたが、そばで見ているだけでした。傍観者として彼女は何もせず、そしてこのケースの後に病院からも看護からも完全に離れてしまいました。

結果的に、患者は手術を受けて舌の一部を切除し、そして話せるようになるための大変な努力をして成功しましたが、帰宅すると夫に拒絶されてしまいました。彼女は夫に愛人がいると思いました。ある意味ではそのとおりでした。彼は手術前の妻を愛していたのです。彼女は、自分のゆがんだ顔の外見や、がんが伝染するかもしれないという恐怖が夫に影響を与えることを予想していませんでした。彼は、キスでがんがうつるかもしれないと考えていました。彼女は最初の手術の後、とても元気で大喜びしていました。生きて、ぎこちなくではあるものの喋れて、食べることができました。しかし、彼女にとって大切なのは、性交をすることであり、それが夫の自分への気持ちを確かなものにすると思っていたのです。彼女には、夫の性的衝動が脆弱であり、それが性的対象の外見が損なわれていない状態に基づいているという考えがありませんでした。

私は、乳房切除を行なったケースで、このようなパートナーの傷や美観を損なうことに対する男性の反応を見誤った女性患者を何人も見てきました。乳房を失った広範囲な傷跡は、そのような大きな傷を見たことがない人にとってはゾッとするものなのです。

乳房切除後の抑うつ

ある女性は、乳房切除の予後が良かったにもかかわらず、とても落ち込んでいました。その精神状態を周りの人が心配したので、私は彼女に会うことになりました。乳房切除後の抑うつはよくあることで、特別に注意が払われることはありませんでしたが、この患者の場合は、より深刻な状態に思えました。彼女は誰彼かまわず自分の性的な問題を詳細に話しており、気持ちが抑えられないようでした。

彼女が言うには、夫は間違いなく誰かと、あるいは何人かの女性と浮気をしていて、最近では職場の男性とも浮気をしているとのことでした。彼女は絶え間なく仕事中の夫を監視し、夫はそれを思い違いだと彼女に納得させることができずにいました。彼女の精神状態は、手術によって引き起こされたと思われました。実際、患者もその夫も数年前からそれぞれ浮気をしており、この女性は夫婦の愛情の証明、そして彼女自身の価値の証明として、自分たちの性的関係を重要視してきました。夫は私に、妻の傷跡を見たときはゾッとして「その気になれず」、妻はとても繊細なので傷つけるのが怖かった、と話しました。患者はその言葉を、自分に傷があって乳房がないから夫にもう好かれていない、と誤解しました。この夫婦は私と最初に面接した後、長い時間話し合い、自分たちの性的あるいはそれ以外の関係は手術の前よりも良くなったと言いました。数週間後、ソーシャルワーカーが電話で言うには、二人の関係は今でも良好で、何が起きたのか分かっていなかったのではないかとすら思ったそうです。精神病的エピソードは忘れ去られたよう

——でした。

自由連想

医学訓練では、誰かが観察した結果を、別の人が違う時間や場所でも利用できるようにするために、科学的手法を臨床医学に取り入れることが勧められます。医師は、ある疾患の経過を変える実験で観察された結果が繰り返されるように、他の人が他のとき、他の場所で見つけた病気のサインや兆候を目の前の患者に探します。このため残念なことに、心理学的現象を観察して検討することとなると、未熟で不器用な臨床医たちは患者を人として全人的《ホーリスティック》にみることをせず、「心理学」には二、三の愛用している格言で対応し、あとはもっぱら身体面に集中することになります。この「科学的」なアプローチに従った、疾患の一般化、特に身体的サインや兆候の一般化は役に立ちます。ここで、個性や性格や感情も一般化したくなるものですが、たいていそれは誤った見方につながります。しかしながら、心理学的現象は、身体的現象よりはるかに複雑ですが、それを観察し、記述することは有用であり得ます。それには、医師が持つと期待されているものとは異なる才能や方法が必要です。こころの動きを理解し、描写しようとした最初の試みは、精神分析理論によってなされました。当初、精神分析は患者に何の質問もせず、自由に思いついたことを話してもらうのを聴くというものでした。その「技法」は「自由連想」と呼ばれ、患者はこころに浮かんだことをなんでも話すように言われます。その後、心理学的プロセスについての理解は深まり、それを探究するための技法は「精神分析」と名付けられました。

ここでの探究対象はこころとその中身です。身体を探索する方法論は身体に何が起きているのかをみつけるためのものであり、こころには当てはまりません。また、探求をするのは患者と心理療法士の両方であり、二人はこころの内にある真の風景を描き出すパートナーなのです。内科医や外科医の場合では、このようなことは起こりません。人間について研究するとき、科学的手法では「主観的要因」の影響を排除しようとします。精神分析から派生したものを総称して「心理療法」と言います。心理療法では、その人の主観が感情の観察者であり、研究対象でもあります。そのプロセスは簡単なものではなく、才能や技量、経験と技術を必要とします。患者は観察者であると同時に、それと知らず真実をゆがめてしまう張本人でもあります。患者は自らの感情について説明しながらも、その重要性を否定したい気持ちから、それを軽視したり誇張したりします。当然、脳が何らかの形で抑制されると、「観察者」は変わってしまったり、その観察力は下がったりします。意識の亢進や脱抑制を引き起こす可能性のある薬物や毒素や身体の化学変化は判断能力や、こころの「内」と「外」を区別する能力を変えてしまいます。そうした区別は、薬のない状態でも空想（内）を「外側」のことと認識することもあるので厄介なのです。身体の科学者の技量は、質問の仕方に現れます。質問は答える人がそれを答えられるように設定されていて、答える人が質問に答えようとすることでこそ新しい情報をもたらすことができます。この方法を用いる一番の理由は、それがうまくいくからですが、その動機は、単に真実それ自身のために真実を発見したい（純粋研究）からであったり、利益を生み出すような商品を開発してお金を儲けたり、命を破壊する、もっと効率的な道具を作ったりしたい（発明と応用研究）からであったりします。

純粋研究

精神分析は（応用研究や対症療法とは対照的に）純粋研究に例えることができ、こころの中で何が起きているのかを知ろうとする試みなのです。しかし心理療法は、人々の不要な苦しみを減らし、苦しみが避けられないときはそれとともに生きるために役立つ真理を追求するために、精神分析技法を用います。セラピストは、不安や病気に対処するには、それが最善の方法だと経験から確信しています。この観点からいうと、患者、あるいは他の誰に対しても、真実を隠蔽したり曖昧にしたりしようとすることは非倫理的といえます。[*1]

実際には、これが自由連想法という心理療法の試みの倫理であり、目標であると患者に告げることが、正直で安心を与える態度といえるでしょう。真実とじっくり向き合い、受け入れていくあいだ一緒にいるという約束がなければ、患者が真実を探求して明らかにしようとしないのは当然です。そうでなければ、その行為は熟練した外科手術を行った後に皮膚縫合をせず、傷をさらしたまま、患者を悪化させるようなものです。病気を治療するためには、科学者／医師は治療やその後の経過について、ある程度予測できるように身体的プロセスについての真実を知っていなければなりません。そうした知識を持ちながら、患者自身が、自分の身体に何が起こっているのか、どのようなリスクがあるのか、この先の治療計画はどうなっているのかを知らされずにいることは倫理的といえるでしょうか。それは、家のセントラル・ヒーティング・システム[†]の故障を見てもらうために配管工に来てもらったのに、何が原因で、配管工は何をしようとしているのか、家主にはどのような影響があるのか、何よりいくら費用がかかるのかをまったく教えてくれないようなものです。そんなことには我慢ならないでしょうが、これが患者と医療専門職とのあいだでよく起こる関係性なのです。患者は、自分に何が理解できて、専門家が何を考え、どんな予後予測をするのかを知る権利を奪われています。そして専門家は、患者の性格や持っている強みを知らないままその運命を決めてしまいます。医師自身は患者の立場に立って考え、**よくわかっているつもり**なのかもしれませんが、先に述べたように、それこそが、**相手が何を感じているのかに鈍感になる**最良の方法なのです！　心理療法は、もし真実に触れることができた場合、患者がそれを用いたいと思えば行動し、自分の未来に自分で責任をとる自由を患者に与えるのです。

医師の自己認識

多くの医師に病院での仕事について尋ねれば、病院や仕事で繰り広げられるドラマについて豊かな説明をしてくれることでしょう。多くの場合、医師たちは患者たちにどう見られているか知っているつもりだし、自分たちがどうあるべきか、患者たちに対してどう振舞うべきかについて明確な考えを持っています。バルフォア・マウント（Mount, B.）らが示すように、これは誤りです。[*2] マウントらは医師たちに、自分たちが看護師やソーシャルワーカーにどう見られていると思うか、と質問する調査を実施しました。彼らの自己認識は、看護師やソーシャルワーカーが実際に思っているのとまったく違いました。この調査結果は衝撃的かつ啓発的です。医師たちの自己認識は、まるっきりお門違いなまま彼らの行動に影響しています。たとえばある医師は、自分は情け深い人間であり、そう思われていると考えていました。彼は、自分を振り返ったり批判的に見つめたりしなかったのです。彼は、患者や看護師たちの不平不満に気づいても自分には関係ないし、自分の責任ではないと思っているのです。

＊1　権力は腐敗する。分析家のなかには、個人開業していて閉鎖的で孤立しているので、全権を有した医師と同じように腐敗して傲慢かつ薄情になっている人もいる。それゆえに精神分析訓練は、厳正かつオープンで外部から評価されることが必須である。

＊2　Mount, B. M., Jones, A., & Patterson, A.（1974）. Death and dying: Attitudes in a teaching hospital. *Urology*, **4**（6）, 741–748.

†　英国の家庭で一般的な暖房設備。ボイラーなどで沸かした熱湯を家屋中に張り巡らせたパイプを循環させる。

真実に対する防衛

医師たちは、自分が病院における破壊的で制限的な影の力の犠牲者であると考えることはめったにありません。こうした社会や集団からの圧力は、思考や行動の自由を厳しく制限します。それは、特に無防備で脆弱だと感じているときに生じます。疑念と不確実さを持って生きることは、否認をもたらします。戦時中、防空壕におけるユーモア、そして死をもたらし、死に直面していた航空兵の見せかけの呑気さにそれはみられました。事実上、十八歳以上の生存者がほとんどいない（二十〜二十二歳まで生きるケースはたまにあります）男児ばかりの筋ジストロフィー患者の病棟が、航空兵のおしゃべりのような雰囲気を漂わせている場合があります。患者たちは物静かで明るく、誰かが週末に亡くなったという毎週のニュースは、茶化したコメントを生み出し、それはいつもの日常と気さくさで取り繕われた水面に、かろうじてさざ波をたてるぐらいです。同じような否認は、他の施設の職員に、それほど建設的ではない目的のためにも起こります。政権に反対する者を投獄していたソビエト連邦の精神病院では、職員たちは否認によって自己非難を免れていました。彼らは、破壊的なことは犠牲者たちのせいで起きたと考えることで否認しましたし、自分が個人として命令に逆らい同僚や上司に働きかけることによってシステムを変える力はないと言って、破壊的なことに参加することを正当化しました。こうした議論と合理化は、真実と抑うつに対する普遍的な防衛反応なので、馴染みがあるように思うかもしれません。病院は、生と死が濃縮された場所なので、職員にこうした反応を引き起こすのです。

否認

痛み、差し迫った死、そして喪を前にしながら、医療スタッフのなかには、あたかも自分には何の責任もないかのように淡々と明るい雰囲気で対応することはよくみられます。看護師は医師がすること、し損ねることを抑えることができません。医師は管理職の許可なく動けませんし、管理職自身も、自分は政府や政治体制、間抜けな同僚達の犠牲になっていると主張して、体制を変えることはできないと思っています。ソルジェニーツィンが『煉獄のなかで』で描いているように、スターリンの政治体制の犠牲者も、拷問やプロパガンダの圧力の下でこころの独立性と誠実さを保つには多大な努力が必要でした。[*3] 職員を威圧したりそそのかしたりする圧力は、緩むことのないストレスの大きさと比例します。病院職員は軍人のような反応の仕方をします。制服や序列、ヒエラルキーの上にいる幹部職員を敬うやり方を見れば、職員がどのように支配されているかがわかります。総合病院ではそうした否認はわかりやすく表れます。これに対して、恐怖状態がとりわけ多く集中する専門病院は、疑惑や恐れ、独立心が生じないように、目に見えないもっと硬直した手段を持っています。それは、ソルジェニーツィンが『煉獄のなかで』の刑務所の中で描いている「専門家」のようなのです。

病院は、患者の服従を促進し、職員にとってまずい評価を最小限に抑えるために、目に見えない手段をとります。これはとてもまわりくどいものかもしれません。たとえば、乳がん患者の多くが、心理面で特別な配慮を必要としていることは間違いありません。医療者や看護師ら職員はその需要があることを認め、新しい名前のポストを作って職員の一人をそこにあてがいます。その職員は、その仕事をするための技量を身に付けていないので、結局、何事も看護師や医療職としての伝統的なやり方を続けるしかありません。現在の職員の誰もが満たしていない**特別な**ニーズが存在するにもかかわらず、問題をそのような方法で解決しよう

＊3　Solzhenitsyn, A. I. (1949). *The first circle*. First English translation by Thomas Whiting, London: Penguin, 1968.〔木村浩・松永緑彌訳（一九七二）『煉獄のなかで　上・下』新潮社〕

とする動きは、実はそのニーズの存在を否認することになります。このニーズに応えるには、これまで無視されてきた特別な配慮が必要な領域に取り組むための、十分な訓練を持った専門家を雇うべきなのです。こうした新しい専門職ポストができる場合、知らないことが恐れられます。医療スタッフは自分たちの知らないアプローチを恐れるのです。彼らは、あたかもそれによって問題が生じ、自分たちがコントロールできない力が解き放たれるかのように反応するのです。それゆえ新しいポストは、他の職員にとって理解しやすく、同一化しやすい、支配力を持つカリスマ的な人に与えられることが多いのです。がん病院では、私が第3章で述べたように、「軍事的」こころの状態はそこで用いられる専門用語に現れています。たとえば、「侵襲的《インヴェイシヴ》」疾患、すなわち進行性疾患に対して「積極的《アグレッシヴ》」治療計画と表現されます。「がん」という単語は避けられ、代わりに「疾患」と呼ばれるのです。

「難しい」患者

この患者は、「動揺」していて、医師を信用しないからと、私のところに紹介されてきました。彼女は、自分の舌にとても痛い治療が行われたことを語り、インプラントが挿入されたときはとりわけひどく、それを取ったときはさらにいっそう痛かったそうです。彼女は痛みが拷問のようにつらいと言っても、大袈裟に言っているとか、嘘をついていると非難されているように感じていました。これはカルテから判断しても正確な説明でした。彼女は、自分は怒っているし、この病院を信用できないからもうここでは治療を継続しないと語りました。二時間半待ったあげくの医長《コンサルタント》との面接は、明らかにせわしなく、数分しか時間を取ってくれなかったそうです。しかも、その医長は他の医師達の前で彼女のことを「難しい患者」であるかのように話したのです。彼女は自分が普通ではない、非協力的だというレッテルを貼られたと感じました。

またある若い職員が、彼女に舌がんであることをどう感じているかと尋ねたことがありましたが、がんだと最初に知ったときの苦痛を話しているあいだ、彼はベッドの上に置いてある新聞を読んでいることに彼女は気がつきました。

実際この患者は、自分ががんだということを間接的に知り、それは痛みを伴うものでした。彼女は、父親を亡くした日に、がん検診のために地元の病院に行きました。そこで次の予約は二～三週間後になると言われたのですが、翌日、明日にでも医長《コンサルタント》に会うようにという電話がありました。彼女は、これは何かの間違いで、結局なんでもなかったと言われるに違いないと思いました。このときは父親が亡くなったばかりで、母親を支え、彼女自身も悲しみに暮れていました。彼女は自分が本当にがんであり、緊急に生検をしないといけないという知らせを一気に受け入れなければなりませんでした。

彼女は自分と自分の状況に向き合うなかで、新しい洞察を得ることができました。自分はがんをまったく恐れていないことが、はっきりわかったのです。動揺するだろうということは分かっていました。しかし、彼女は死ぬことを恐れていませんでした。彼女はむしろ、病院やその職員の自分の扱いに引っかかっており、その気持ちに対処しなければならなくなったと感じました。それは主に、人として、あるいは大人として扱われていないことによって生じた、彼女の激しい怒りと不信感でした。彼女はただ自分自身をひとりの人として受け入れてもらう（つまりさまざまな思いに耳を傾け、寄り添い、共感してもらう）ことを望んでいただけでした。

これは自分のがんや死について非常に明確で自立した考えを持っているにもかかわらず、誤った見立てがなされていた例です。彼女は誤解されていたことで屈辱を受け、その件のせいで軽蔑されたと感じていました。

「ケアをする人」は、がんと死についての空想を持っており、それを実演していき、患者は、わけが分からずに苦しむというカフカ的状況が生じます。これはとてもよくあることで、患者たちはこうした暗黙の告発や妄想に対してさまざまな仕方で反応します。医療スタッフたちの理解しがたい振る舞いや発言を努力して理解しようとする患者もいます。また、ちゃんと理由があって疑念を表したら「被害妄想患者」だと言われた患者もいました。一番よくあるのは、けむに巻かれてわけが分からなくなる状況です。誰も患者と病気の本質についてきちんと話し合いの時間を設けないまま、多くの検査を受けさせられたりします。病気、あるいはその可能性について患者と話し合えない理由としてよくあるのは、まだすべての検査が完了していない、というものです。実際、病棟の回診で会話を打ち切られたり、患者の質問に対して（正面から向き合うことを避けるために）医師からあいまいな答えしか返ってこなかったりすると、患者はわけが分からず疑り深くなってしまいます。たとえ悪い知らせでも、真実を知ることで患者は安心します。さまざまな検査を受けたり、主治医が心配したりしていることに関して合理的な説明が得られるようになるからです。排除されているという苦痛に加えて、医療スタッフのこうした振る舞いや態度によって、患者は自分の将来について考え、決定することを阻まれているのです。初めて重い病気を患った患者、とりわけ一人暮らしの人は家のことを心配します。治療が長引くのであれば、そういう人たちは親族に迷惑をかけないような治療計画を希望するかもしれません。もしソーシャルワーカーに相談できたとしても、医療チームや外科チームが診断や予後についてはっきりしたことを伝えていないと、どんな選択肢があるのかを話し合えません。患者は、入院予定期間や予想できる機能低下の程度、そして残された時間の長さについて何も知らされず、話し合うこともなく監禁されています。これは患者の人生に対する非倫理的な干渉です。それによって、選択の自由は奪われています。このような環境にいる患者は、気がつけば囚人となっていて、他人に自分の運命を決定されることになります。

最後の事例は、医師や看護スタッフが、他者がどのようなことを考え、感じるかに関する空想（ありきたりな推測）にすぎないものに基づいて動いていくとどんなことになるのか、その痛みを伴う結果の一例を示したものです。それは、身体的な異常があるかどうかを確かめるために薬を処方するようなものです。精神状態の検査はありませんので、傲慢にも彼らは検査の必要なしに患者のこころを知っているつもりなのです。

ありきたりな推測

ある四十二歳の男性は食道がんが見つかったとき、何も治療しないことにしました。一年後私は、この男性が「うつ」のようだから会ってもらいたいと主治医から依頼されましたが、それが主な依頼理由ではありませんでした。この洞察力のある医師は、この患者の落ち込みが、がんのせいだけではないと見抜いていました。この患者は並外れて自立心が強く、情熱や勇気を必要とする職業に就いており、そしてすでに述べたように治療をしないことを選択していました。

診察した医師たちは彼を思いとどまらせようとはしませんでしたが、彼は自分ががんであること、治療をしないこと、死が差し迫っていることなどに対してきっと不安と恐怖があるにちがいないと、本人に尋ねもせずさまざまな空想をふくらませていました。誰も、彼に何を考えているのかと尋ねませんでした。私に彼を紹介した医師が初めて、この男性にはもっと関心や探索が必要だと気がついたのです。

面接をしてみると、彼は目がかすんで字が書けないぐらいになっていることに困惑し、惨めな気持ちになっていました。彼にはその理由がわからず、できることが限られており、退屈していました。誰も薬について説明していませんでした。これはよく起こることです。彼を診察した医師たちは、彼に尋ねることもなく、彼は落ち込んでいるに違いないから「抗うつ剤」を増量するか他の薬を追加する必要があると決めつけていました。こうして薬は増え続けるので、患者は、沢山の効果のない薬の寄せ集めを服用していることがよくあります。それがさらにうつを悪化させるという悪循環に陥り、もっと薬が増えてしまいます。医師は薬を中断することを好まないのです。なぜなら、何かあったときも増薬したり増量したりしておけば批判されずに済むからです。商品名に関わらずすべての「抗うつ剤」はうつ病に特異的な効果がある薬剤ではなく、程度の差こそあれ、どれもうつ状態を引き起こす作用を有しているのです！

こうした状況で、薬を止めることに不安を感じる医師もいます。そうした医師は、何であれ患者の身に起こることすべてに責任を取ります。もし患者の状態が悪化したら、たとえ患者を殺すことになったとしてもすぐに薬を増やすのが「より安全」なのです。一般的にはそれが正しいと思われているので、誰もがそのようにしています。それにはひとつ利点があります。何も考えなくてよいという点です。

この患者のうつ状態は、「抗うつ剤」や「抗不安剤」など三種類の薬、そして痛みを和らげるための三種類の薬の副反応によることが明らかになりました。何故これらの薬が投与されていたかについて、私なりの考えを彼に伝えました。つまり、彼が痛みを訴えたことはなかったのに、彼には痛みがあると決めつけられていたのです。「抗不安剤」は、おそらく死が近いことへの不安があるだろうと思われていたからではないかと私は推測しました。彼は、死ぬことを恐れてはいないけども、苦しみもがきながら窒息死をする可能性があるかどうかについては気になっていると言いました。実際には薬を与えられたことで、彼が求めている状態や、彼が望むような自分で考えて行動する能力は奪われてしまっていました。彼はそれが何のための薬か知らされておらず、その薬のせいで悪夢の中に閉じ込められていました。

この話し合いの後、私は薬をすべて止めて、彼が家に帰られるよう手配しました。彼は、もう十分だと思ったときはいつでも私に連絡することができました。彼は妻と一緒に家庭の問題を整理したのです。彼は、たとえば電気屋に電話するなど、今までは妻がしないのですべて自分がやることになっていた家の雑用のやり方を教えました。彼は、電気ヒューズをどうやって交換するか、配電盤をどうやって理解するかを教えました。

数カ月後、彼は電話をかけてきて簡潔に、「もう十分です」と言いました。私は再入院の手続きをし、彼はすぐに入院しました。彼の食道はほぼ閉塞していました。かろうじて小さじ一杯分の流動食を飲み込めるぐらいでした。まだ栄養状態は良好で、たくましく、やるべきことはすべてやったように見えました。私たちは握手をし、もはや彼と私のあいだでは視線を交わすだけで十分でしたので、それで別れました。入院三日目に、彼は穏やかに亡くなりました。逝去《パス・アウェイ》、つまり文字どおり、向こうへ去っていったのです。

彼の生活の質や彼が妻とやり遂げたことは、もし手術を受けたり、何か他の治療を受けたりしていた場合とは比べものにならないほど良いものでした。うまく寿命が伸びていたとしても、会話したり、普通に嚥下したりはできなかったでしょう。妻は、自分たちが一緒に住み、愛し合い、共同作業を行い、別れの準備をしたことこそが最大の恩恵だったと述べました。

病院あるいはその一部は、個人が自立して考え行動することを制限するような全体主義に陥ることがあります。おそらく医療が慈善事業であり、患者はうやうやしく、大げさに感謝するものだと思われていたような、まだ法制度が不十分だったころの名残として、患者はときに、病院にいて治療を受けられるだけで特権を与えられているかのように扱われるのです。実際のところは、たまたま健康という幸運に恵まれて、それを手に入れられなかった人たちの役に立つことができるという意味では、医師あるいは看護師こそが特権的な集団といえるでしょう。かつて先進的で革新的な小売店の店主がやっていたこと、すなわち「お客様は常に正しい」を、病院でも取り入れるべきだと思います。つまり、患者は常に正しいのです。不平を言う患者や、訴えが多すぎる患者でさえそうです。それどころか、「多く」の訴えがあることがそもそもその人が患者である理由なのかもしれないのです。

「患者」との面談は特別なことであり、やりとりは細心の注意を払って取り扱うべきです。「患者」はほとんどの場合、面談を拒否できません。看護師や医師には権力が与えられており、不器用で不適切なやり方で他人に差し出がましいことをすることができるかもしれません。患者には他人が自分の世界に入り込むのを拒絶する力がありますが、面談によって何か良いことがもたらされるかもしれないという期待や、相手の気持ちを傷つけたくないという思いから、自分の疑念を隠してしまいます。そうやって医療スタッフは勘違いをし、権威のおかげで自分を顧みなくて済み、肩書きや地位の下に安住し、患者たちが寛容に振舞ってくれていることに気がつかずに病棟を闊歩しているのです。しばしば彼らの振る舞いがあからさまに非常識な場合があります。彼らは、病気により突然弱い立場に突き落とされた何列にも並んだ普通の人々よりも自分自身を優れているとみなし尊大な態度で振る舞うのです。ケアの専門家たち、特に健康に関わる専門家は、この厳しい仕事になんとか対処しようとしているうちに、そうした苦しんでいる人と対面することにおいて感情が鈍くなるという大きな危険にさらされているのです。

第7章　NHS「総合」病院における精神分析的心理療法

Psychoanalytic psychotherapy in the NHS 'general' hospital

これまで、がん患者の治療における精神分析的心理療法にもっぱら焦点を当ててきました。しかし、さまざまな身体疾患も同じアプローチからの恩恵が受けられます。本章では、私は耳鳴りや失声症といった他の病気に苦しんでいる患者への援助の体験をもとに、症状を取り除く身体治療と、より間接的な心理療法的アプローチの対比を述べていきます。ここに記述された患者は、英国のNHS†で出会った患者であって、有料の個人開業の場面で出会った患者ではありません。このため、私が出会った症例のほとんどは、通常であれば精神分析や心理療法の患者になることは絶対にありえませんでした。

本章の臨床素材は、国民保健サービスの三つの「総合」病院での精神分析的心理療法の実践経験に基づいています。これらの病院は、それぞれ研究と大学院教育を専門とした研究機関と連携していました。ロイヤル・マーズデン病院は腫瘍学研究所と連携し、ハマースミス病院はロイヤル大学院医学校を含む、産婦人科研究所の一部です。王立国民耳鼻咽喉科病院は、耳鼻咽喉学研究所とつながりそれを組織の一部とする、よ

† National Health Service（国民保健サービス）の略。英国の国営医療サービスを指し、すべての国民は、無料で医療を受けられる制度を指す。

り小規模な専門病院です。

無料の精神分析

従来から実践されている精神分析は個人開業であり高額であることを考えると、NHS総合病院での精神分析的精神療法は、ユニークで特別な実践です。従来、それぞれの分析家が、患者から直接、料金をもらい、多くの場合、患者がセッションに来たかどうかにかかわらず、この料金は支払われます。セッションは一般的に五十分間であり、その時間のあいだに患者は分析家とだけ会います。患者が言うことはどんなことでも、分析家によって厳重に秘密が守られます。この実践は、支払い能力のある患者だけが精神分析治療を受けることができるという不公平さを常にともなっていました。そして、NHSの患者は精神分析を受けることはできなかったのです。なぜなら、NHSでは、一人の患者に一人の医師を当てがうことは不可能に思われたからです。私がここで述べている仕事においては、そうしたことは当てはまりませんでした。なぜなら、支払い能力に基づいて患者の選別を決してしなかったからです。NHSはすべての勤労者が加入し、すべての人に無料の医療を供給するユニークな企てです。私はNHSの職員として、セッションの料金を患者からもらうことなく、治療できたのです。

王立国民耳鼻咽喉科病院

王立国民耳鼻咽喉科病院では、精査対象だったが症状の原因を見つけられなかったとの理由で、多数の患者が私に紹介されてきました。身体医学的な治療を受けたのに症状の緩和がない患者もいました。他には、見かけ上は明白と思われた病因理解によって治療をしたものの、その理解が誤っていたため治療の効果が現れていなかった患者もいました。このように、これらの根拠（反応しない、原因が見つからない、症状が身体所見と結びつかない）だけで、「ヒステリー性の」あるいは単純に「精神医学的」と分類され、紹介された事例が多くありました。これらの軽蔑を含む言葉は、まるで心理学的なアセスメントもしない、当て推量でした。

これらの用語の勝手な使い方は、「分類された人」より、「分類する人」について、より多くのことを物語っています。実際、これらの患者は、短期間の力動的心理療法に非常によく反応し、最も早く改善した患者は、統合した、成熟したパーソナリティの人々です。心理療法中に症状が緩和するという事実は、ただ身体機能が心理的プロセスの影響を受けていることを確認しているだけです。こうした見方をさらに確証するのは、こうした症例のなかには、不可逆的な身体変化が起こっていることが確認されているにもかかわらず、身体治療に反応せず心理療法で改善する例があるという事実です。たとえば、とてもよくある煩わしい症状に、耳鳴り（耳の中の持続的で連続的な雑音）がありますが、それはすでに詳細が判明している生理学的変化によるものです。しかしながら、短期間の心理療法のあいだに、耳鳴りの患者は新しい興味を見出し、それによって内部の雑音から注意をそらしていました。

耳鳴り症の絶望を克服すること

以前にも少し触れましたが、ある中年男性が耳鳴りや難聴が悪化して自殺企図の後に紹介されてきました。彼が「面接」を始めたとき、彼の難聴の程度は酷く、言葉によるコミュニケーションが不可能のように思えました。しかし彼ははっきりと話すことができたので、私から彼へのコミュニケーションを筆談ですることにしました。その患者はほとんど眠らず、入手可能なものはどん欲に読んでいました。彼は中等教育を受けておらず、アパレル産業で働いていましたが、読んだものすべてを憶えていられる優れた才能を有していました。彼は心理学に通じており、幅広く読んでいたうえに、さまざまな心理学の本からの引用もできました。幸いにも、彼は生き生きとした夢を見て、詳細に思い出しました。面接は非常に興味深いものとなり、彼の夢の顕在内容への連想に基づいて展開していくセッションは毎回、彼にとって非常に印象的なものでした。

彼は私の右側の机の前に座りました。彼は自分の夢と、それに対する連想、その中にある特徴を私に話したものでした。私はもっぱら彼に筆談で答えました。私は自分の返答をいつも暫定的な解釈として伝えました。私がこの間ずっと強調したことは、私が提案したり理解したりしたことは、断定的なものではないということでした。彼は、医療スタッフからは怒りっぽく冷笑的であると評されましたが、これらの特徴は私たちのセッションではまったくみられませんでした。

数年後、私は再び彼に会いました。彼の精神は回復し、幸せで楽観的で、満たされているようでした。彼は心理療法の経験がどれほど重要で、かつ利益をもたらしたかを他の医師に話しました。そしてその後、息子、そして妻をそれぞれ別々にカウンセリングとコンサルテーションに「紹介」しました。私は、このような患者は、病院の中で心理療法士が利用できなければ、心理療法の経験を持つことがなかったであろうことを強調したいと思います。また、問題の解決は、「精神医学」または「外科手術」が示すように直接的な介入によってではなく、心理療法における主として夢分析の、一見すると間接的なアプローチによってなされたのです。

この病院での初めの数年で、私は、精神分析的心理療法士として、耳鳴り症患者への治療で、症状が軽減せず病院への受診や再診を繰り返していた患者の総数を実質的に減らしました。心理療法によって首尾よく治療された他の状態には、機能的な失声症、機能的な難聴、咽喉や上咽頭に影響を及ぼすさまざまな機能状態があり、それらのすべては一般に、「暗示」または偽薬の使用を含む他の方法に反応しませんでした。もっとも劇的で、しかし有益だった状態の一つは、疲弊させる難治性のくしゃみでした。その十二歳の少女は、まねることが不可能なくしゃみがあり、数週間入院して、精密検査をし、表面的には合理的な治療を受けましたが、症状は軽減しませんでした。

家族の問題

その患者との最初の面接では、くしゃみには直接触れることはまったくありませんでした。くしゃみが頻繁に繰り返されるという身体的な影響はありましたが、面接では心理療法に導入する際の他のアセスメントと同じように、その必要性を探っていきました。それは、時間をどのように使うかどれくらい使うかもあらかじめ設定しないオープン・エンドの面接でした。そこで、私は、継続面接が必要ではないかと提案しました。私は約一時間の面接を持つことと、その先に更なる面接を設定したいと考えていました。私は彼女に直接的な質問をまったく行わず、したがって私は通常は実施する生育史の聴取もしませんでした。私はただ、それが何であれ、彼女が感じたこと、こころに浮かんだことを彼女に言ってもらいました。

おそらく、心理療法士が椅子にゆったり腰かけているという姿勢は、人生の中の一時間を他者に使われるために提供する意志を示す非言語的コミュニケーションです。心理療法士は、目の前の人について先入観をもたないようにします。そしてその目の前の人は、自分自身、そして自分のこころの状態を表現します。これまでこの患者は、一人の個別の子どもとしてではなく、一つの病気として扱われてきており、彼女の感じていることに関心を抱く人が誰もいなかったため、彼女はそれらを表現する機会がありませんでした。それまで検討されていたことや処置はすべて、くしゃみの身体的側面に集中していました。その原因は推測されましたが、病因論の根拠となる証拠はまったくありませんでした。

面接の中で患者は、見るからに辛そうに、自分の家族の崩壊について話しました。話の中で顕著だったのが、彼女の父親が母親を置いて出ていこうとしていることへの怖れでした。彼女は感情を高ぶらせながら、それは避けがたいと語り、そのことにどれほど苦しんでいるかを話しました。それが差し迫っており、自分にはどうすることもできないと感じていました。彼女は自分の「病気」が父親を家に留めておくのに効果的だと思っていると言いました。後に父親が認めたように、彼は自分の娘を深く愛していました。セッション中に変容が起こりました。当初、彼女は涙を浮かべて怯えていました。これが変化し、父親が自分たちを残して去ったときの家族の状況とみじめさを語りながら、涙にむせび、深く悲しむようになりました。彼女は自分が知っている家族を喪うこと、そして大人たちの気持ちが理解できない自分の無力さのために、深い喪の作業の中にいるように見えました。そのセッションのあいだは、くしゃみが止まっていました。感情の流れと深さはとても重要だったので、私は面接を終了することができず、自然な終わりに達するまで面接を続けることになり、面接は一時間半以上続きました。

その患者は、私たちのセッション後、夜尿をしました。この子どもはまわりをよく見ていました。私は、彼女が自分の考えを建設的な形でまとめ、自分の悲痛を完全に理解し洞察できる手助けができたと考えています。彼女の怖れは以前には表現されたことはありませんでした。実際、両親はのちに、自分たちの不和と別居が差し迫っていたことについて、彼女がそんなに詳しく知っていたことに、気づいていなかったと言いました。私は、これ以上その患者との面接はしませんでした。家族はフォローアップ時にやって来て、父親は結婚生活を維持していくことを決めました。くしゃみはといえば、その後、再発しませんでした。

好機を逃さない相互交流の質で、結果が決まります。時間の量は、進展や洞察の展開を確定する決定要因ではありません。この事例では、入院患者として精密検査と役に立たない治療で時間を浪費しましたが、幸いにも、そのどれもが害を及ぼしていませんでした。他のもっと一般的な病気では、心理療法で劇的に変化する可能性があります。

「原因探し」という医学的偏見を避けること

失声症の若い女性が精密検査を受けて、言語療法による治療がされましたが効果がなく、心理アセスメントのために紹介されてきました。彼女はとても特異な家庭環境で暮らしていました。母と祖母は非常に迷信深く、患者と親密な三人組を構成していました。その患者はあらゆる意味で心理療法の恩恵を受けることができました。彼女は成熟し、自立し、明晰に思考するようになりました。その患者が最初に面接を受けたときには声を出せませんでしたが、彼女は囁きや口の動きで言葉を伝え、自分を理解してもらえるようにできたので、心理療法は他の状況と同じように始められ、進んでいきました。週に一回の面接では、彼女は自分が考えることや感じることを、何でもまったく自由に話していく時間が提供されました。これは彼女がおかれた状況を探索し、それを助けていく試みとなりました。

彼女の特別な症状の理由について、私が何かしらの見解を持っているわけではないことが、彼女にはっきりと伝えてありました。したがって、心理療法が、症状と彼女のこころの中にあるものに関係があることがわかっているから開始されたというわけではありませんでした。そのため、面接を維持するのに必要な時間の長さを評価することはできませんでした。面接の目的は、患者とセラピストである私が、彼女の考えを探索していけるのに役立つことでした。そうすることで、彼女がより自分のことを理解するようになり、その結果、自分自身の中に発見したことに基づいて自由に行動できるようになることが期待されました。これは、短期間の心理療法を開始するときのかなり一般的な手順のように見えますが、患者にとっては、医師とのあいだの制限付きの話し合いとは、かなり対照的でした。そうした話し合いは一般的に非常に短く、一方向的であり、直接的かつ間接的な詐病への非難、辛うじて隠されている軽蔑を伴っています。対照的に、心理療法プロセスを開始する際には、症状と患者の置かれている環境とのあいだに直接的な結びつきを作ってしまう罠に陥るのを避けることが重要であると考えられています。医学的な行動様式は、「原因」探しなのです。たとえばある出来事もしくは心的外傷と、身体症状との関連を作り出すことです。「質問」は短時間で大抵ぞんざいで、「ヒステリー性の」もしくはさらに悪い場合は「詐病」と名付けられることになります。そこには心理的な「原因」があるかもしれませんが、それを発見し、葛藤があるならなぜこのように表れているのか知るためには、長い分析プロセスが必要となるでしょう。私は「原因」を念頭において、患者に質問したり、指示をしたりしませんので、何が重要なことであるかは患者が決定することになります。

二回または三回の面接の後、その患者の失声症はみられなくなり、再発しませんでした。それに関して直接的な言及はなされず、可能なときには夢の素材を用いながら心理療法プロセスが順調に進みました。数回の面接を経て、その患者の家庭環境を聞いた後、明らかにこの患者は、家族、特に夫にかなり強い感情を持っていたことが推測できました。ひとつの単純化した「解釈」は、彼女の失声は、彼女が自分の怒りの表出を避ける方法であるというものでしょうが、それは観察者にはわかりやすい解決を与えますが、患者にはそうではなかったでしょう。

総合病院の中で精神分析的アプローチを用いて心理療法を実践することには、いくつかの利点があります。一つには、他のすべての方法が通常、すでに試されて失敗していることがあります！　純粋な神経症では改善はそれほど明らかではないかもしれないですが、こうした症例のなかには、精神分析的アプローチで助けられたように見える場合があり、実際そのように思われます。精神分析的思考の基本原理に忠実であるほうが、精神医学的もしくは医学的アプローチより、かなり有利な点があるのです。この最良の例は、患者が症状を有しているにもかかわらず、通常の精密検査で「陰性」である場合です。そうした場合、患者は詐病と推定されるか、その状態は「機能性」または「ヒステリー性の」と呼ばれます。医師は、患者のこころの状態については事実ではなく空想を持つことが多く、これは精密検査の結果が期待どおりでないストレスによって引き起こされます。分析家に望まれるのは、根拠もなくそのような仮説を立てないことです。分析家はいくつかの可能性を考えることができますが、根拠がなければ、それらに基づいて行動することもなければ、確実性があるとも考えません。

たとえば、私は耳鼻咽喉科病院で、くしゃみが止まらなくなった五つの症例をみました。先ほど挙げた十二歳の女の子は覚醒時にずっとくしゃみをしていて、八週間の精密検査と「治療」の試みの後に、心理療法士に紹介されました。これは時間の浪費であり、苦痛を与えますし、犠牲が大きいことです。心理療法の開始が遅れたのは、単に身体治療が「身体」症状を止めることができるし、そうであるべきだと考えられていたからです。身体治療を続けているのに症状が続くと、イライラしてくる人もいます。心理療法における的確で熟練した探索と解釈によって、問題は、待ち構えていたかのように、驚くほど速く解決することがしばしばあります。

心理療法が利用できるのに開始が遅れることは定期的に起こりました。特に目立ったのは、一部の特定の医師が関わった場合で、彼らは、病状は身体的なものであり心理学的なものではないと証明することに固執していました。私が所属した各病院では大抵一人か二人の上級医が激しく精神医学、さらには精神分析を敵視していました。その敵視ぶりは、まるでそれらが代替アプローチではなくて政治体制であるかのようなものでした。精神医学が彼らの力を奪い、取って代わる怖れによるものだと私は考えていました。ある病院の上級外科医《シニアー・サージョン》は、自分のチームが患者を精神科医に紹介することを禁じましたが、彼自身がうつ状態になり、助けを求め、援助を受けた後、これは止まりました。

このような「転向」がこうした病院における私の任期中に発生していることは、いかに精神医学と精神分析に上級医たちが無知であるかを示しています。彼らのなかには、激しい嫌悪感を覚える人もいました。患者を援助するための心理学的手段の不足は、部分的には上級医によるこのような妨害と偏見によるものでした。

ハマースミス病院――産婦人科

私が働いていた三つのNHS病院のそれぞれにおいて、がんに苦しんでいた患者は、がんの影響を受ける機能の性質やがんを発症した年齢により、さまざまな状況の中にいました。ハマースミス病院の産婦人科では、患者はしばしば若くて生殖能力があるため、重篤な病気による悲劇的な結末は際立ったものでした。若い医療スタッフは、この特殊性のなかで起こる問題の厳しさに当惑し、過敏にもなっていました。患者は成人になったばかりか、結婚したばかりだったり、親になったばかりだったりでした。がんは通常、非常に急速に増殖し、拡がっていきます。こんな状況では、患者は我が子やそれまで生きてきた長い人生に安らぎを見いだすことができません。

ロンドンの産婦人科における私の仕事は、医師と精神分析的心理療法士の違いを浮き彫りにしています。そしてこれについては、第4章「身体のさまざまな領域で起こるがんとこころの反応」でさらに詳しく論じています。分析家でない医療スタッフは、婦人科系のがんに罹患している患者たちによって提起された問題の多くについて、その人が何を考えているのかと関連付けて考えることはありません。

妊娠中絶の例

一般的で古典的な例を挙げると、女性が中絶を求めている場合、医師は、患者が見ていることではなく、医師が見ていることに基づき判断し、反応してしまうかもしれません。医師は、社会でのその女性の環境を考慮し、女性の年齢、知性、そしておそらく過去の行動を理由として、中絶を奨励すべきであると判断するかもしれません。あるいはその反対の方向へ駆り立てられるかもしれません。医師は、その患者が赤ちゃんを持つべきであると感じるかもしれません。なぜなら医師が、その女性の境遇が良いと判断し、中絶は無責任であり、思い留まるべきであるとみなすためです。同じように患者たちは、子どもを失うし、あるいは離婚をしていたり夫に先立たれていたりしていたとしても、別の男性が子どもを欲しがるかもしれないと言われて、卵管結紮術（不妊手術）を受けるのを思い留まらせられるかもしれません。患者がどのように世界を見ているのか、そのこころの中は、見出されていないままなのです。

対照的に、精神分析的心理療法士は、患者自身のこころの中に何があるのかを知りたいと望み、また患者自身が知ることを願っています。心理療法の過程でセラピストは、患者の意思決定が意味すること、そのことでどのような結果が起こりうるのかを、患者が知るようにします。それにより患者は、外科医が手術実施に同意すれば、その責任は自分にあるとはっきりわかります。婦人科医は、それとは逆に、医師自身の硬直した基準に導かれているなら、事実上、彼ら自身のこころの中にあるもの、つまり他者についての一般論や空想に基づいて、決定に関する責任を取ろうとするでしょう。

私が産婦人科に精神分析的心理療法士としていることで、違いが生み出されました。普及している経験則は、より繊細なアプローチに道を譲ったのです。医療スタッフは、新人もベテランも、こうした問題を抱えた患者のことをもっと考え、時間をかけるようになっていきました。中絶を希望する症例においては、私はその患者がこころの中で何を思っているのかを知ろうとしました。彼女のこころの中に赤ちゃんはいるでしょうか？　自分は子どものことを想像していると言う女性もいるでしょう。その女性のこころの中の赤ちゃんには姿形があり、名前まで付けています。人から言われた言葉を繰り返す女性もいます。こうした場合その女性自身が考えていることを言っていないという事実を容易に見逃すのです。そうした女性は「私の夫はもう一人子どもを持つ余裕がないと言っている」「医師は、私が対処できなかったと言っている」などと言うかもしれません。

患者が感じていることを知ろうとすることで、心理療法士は患者に、個人の自由を大切にしようとする信念を伝えることができます。患者は、分類されることから解放されると、多くの場合、重荷が下りたように感じます。患者はサポートを受ける必要があるかもしれませんが、自分の決定に責任を負えるのです。分析家との相談面接は、患者に自分自身のために可能性を探索する自由を与え、そうして自分が始める準備をしたことが何であれ、自分で責任を取る自由を与えるのです。もし患者が中絶を受けることを決断したなら、そのときこれは、婦人科医への依頼となります。婦人科医は、危険や障害を残すことなく、技術的・倫理的に自分の原則から逸脱することがなく実施できると考えた場合それを受けます。患者は、翌日には考えを変えるかもしれません。自分の子どもは皆殺されてしまうかもしれません。新しい夫は子どもを欲しがるかもしれません。他にもあるでしょう。しかしこれらはすべて重要ではありません。子どもたちは決して他の子どもたちと取り換えることはできませんし、夫や妻を取り換えることはできません。人生を通して決断は、このような類のものなのです。すなわち、それは現在の気持ち、そして何事があろうともその結果起こることは後悔なく受け容れられるという希望に基づくのです。

もう一つの例——不妊手術と不妊の問題

当時、その産婦人科では、卵管結紮術の再吻合術に特別な関心があったので、他の病院で不妊手術を受けたことを深く悔やんでいた多くの患者を診ていました。いつも、これは適切な話し合いがなく、患者が熟慮して、それが自分自身の決断だと十分に理解する機会がないままに行われていました。大抵は、これらの女性たちは分娩の直後や妊娠中絶時など医師に都合のよいときに、不妊手術を受けたいかどうかを尋ねられたようでした。これらは、心理学的には、内省や重要な意思決定をするのに一番良くないときです。不妊手術（あるいは精管切除）の再吻合術への依頼は、一般的にこれらの処置の後に「性欲喪失」の症状が続いたために起きます。子どもが欲しいとの理由はそれよりも稀です。産婦人科において、ここまで記述したような面接をした患者が、卵管結紮術の再吻合術を依頼することは一度もありませんでした。このような患者たちには、多くの若い女性と子どもがいない女性が含まれていました。生殖能力を精査し改善するために、かなり広範な精密検査と処置を受けた患者について、考察することは興味深いことです。最終的には、患者たちは、**体外**受精を試みる中で、複雑で侵入的で非常に過酷な治療手順を経験する可能性があります。自分自身の赤ちゃんを持つことへの患者の欲動は強迫的になり、たとえば、養子を迎え入れる選択肢などは除外され、失われていくことになるでしょう。これは、中絶を希望している多くの女性が中絶に拒絶感を持つことと共通したところがあります。彼女たちは赤ちゃんを生んだのにその赤ちゃんを手放して養子に出してしまうことをとても嫌悪し、耐えられなく感じるのです。

最後の話

次に述べる患者たちは、人生の終わりに、彼らとその家族が相談できる人が誰もいないときに起こり得る苦境を浮き彫りにしています。病院や看護師や医師は、医療とは関係のない事情に対して、仕事をしたり、考えたりする余裕がありません。がんでなんでも説明されてしまいます。これらの患者たちは、私が見た、似たようなパターンと治療結果の疾患を持つ患者を代表していますし、私が見ていない同じような症例もたくさんあるのは間違いないでしょう。がんだということだけで、これらの患者の不幸も、すぐに死が訪れるという事実も説明できないのです。これはいくら強調しても強調しすぎることはありません。こうした一般論を捨てて、患者の困難を解決する方法と穏やかな別れを見出すチャンスを患者に提供することが、もっと必要なのです。聴いてくれる誰かがいれば、患者たちは、自分の心配事を話すことができるようになりました。患者たちのコミュニケーションを私が理解し解釈していくことが、洞察を進展させ、不安と抑うつの軽減をもたらしました。

失敗者である必要性

五十歳のある既婚女性が紹介されてきました。というのも、病棟で、特に看護師たちに対して、他の患者たちに聞こえるように、自分の症状をことごとく否認して、病気について大声でまくしたて続ける行為がみられたためです。彼女にはリンパ腫がありましたが、今回の入院は子宮頸がんが新たに発見されたためでした。彼女は、自分にふりかかった不幸を列挙しました。それらはまるでがんの発見を起点に生じたようでした。彼女は、自分の姉妹や母親をはじめ、親族に見捨てられたと感じていました。しかし、彼女の状況は言うほど悪くないことは明らかでした。というのは、彼女は、夫も不幸の犠牲者だと言ったのですが、事実はそうではないことは明らかだったからです。そこで私は、彼女が自分自身について話したことを聞いていると、これまで彼女と夫が幸せだったと思われると指摘しました。夫と息子は、彼女が非難しているような人たちではありませんでした。話し合いが進むにつれ、彼女の夫と息子の将来は、彼女が言っていたほど暗澹《あんたん》としたものではないように思えました。実際、彼女は、彼らの幸せと息子がいるという事実は素晴らしい偉業であることを理解し、彼女は自分の人生で成してきたことに満足することができるようになりました。彼女の病状は悪く、病気は手に負えないものでした。彼女は自分の無力感を息子と夫に投影していました。それによって彼女は惨めな気持ちになり、自分には価値あることは何ひとつ成せず、息子と夫に残したものが彼らを悪くし、彼女無しではやっていけないと感じていました。その逆こそが真実であり、彼女の投影を元に戻すことで「逆転させせ」、それらが自分で作り上げたものであることを理解していくことで、彼女に安堵と満足がもたらされました。彼女は他の患者と同様に、決して死を怖れていませんでした。彼女の感じは変わり、彼女と話をするのが難しくなっていた圧力が和らぎ、彼女は穏やかで朗らかになりました。一カ月後、彼女は個室病棟への転棟を求めました。この時点で、彼女はいずれの鎮静治療も受けておらず、睡眠時間とはっきりと覚醒した時間が交互にきていました。彼女の夫は、彼女が個室にいる時間のほとんどを一緒に過ごし、彼女が亡くなったときも一緒でした。看護師は、彼女が入浴と着替えをしてもらい、とても落ち着いて穏やかであるように見え、その後彼女は、少しのあいだ話してから、ただ目を閉じて、呼吸が停止したと言いました。

彼女は、息子と夫はとても不幸でこころにぽっかり穴のあいたような状態のまま残して逝こうとしていると思っていました。彼女はこのことに取り組むことで、自分も家族も幸せだったし、息子も自分の望みを叶えてくれるだろうと悟りました。彼女にはこれ以上することは何もなく、助けと同情をうるために不平を言う必要もありませんでした。彼女は自分自身に満足し、こころには平穏が訪れたのでした。

苦しみを克服して人を世話する

これと似たような物語が、別の患者に出会ったときに、展開していきました。ある中年女性は、かなり年配の芸術家の男性と結婚していました。二十年のあいだ、彼女は慢性関節リウマチを患っていましたが、七年間の寛解期間中に子どもを宿し、息子が生まれました。彼女は夫の不安定な収入と家計を管理していました。息子は全寮制の学校に在籍していました。彼女がとても心配していたのは、夫は家事をやりくりするのがいい加減で不器用なので、貯金を食いつぶし息子の世話をちゃんと見ないだろうということでした。

彼女には、鼠径部にがんの一種が見つかり、全身に広がった別の病変も見つかりました。依頼箋の情報には、彼女が急速に悪化しているとありました。彼女は専門医にとても怒っていました。それは、抑うつをなんとかしてほしいと頼んだところ、処方された薬のせいで口渇が生じて、食事ができなくなったからでした。夫に甲斐性がないので、彼女は投資して、息子が全寮制の学校に残れるように手配していました。彼女は息子の将来のためにとあれこれと考えていましたが、私との話し合いの中で、もし夫が亡くなったとしても、息子の世話は大丈夫だと納得しました。彼女は家族の中でみんなの世話を一人でしてきたのに、死んでいくのは自分だと言って憤っていました。彼女は死ぬことを恐れず、理由も言わずに食事をとろうとしなかったのですが、自分の痩身を包み隠すために服を着ていました。彼女は化粧をして、華やかな人のように自分を見せたがっているようでした。その下にはひどい苦しみと不公平だという気持ちがあり、自分が家族のためにしたように自分の世話をしてくれない家族への罰として、食べないことで死にたいと思っていると、私は思いました。私が最初に彼女に会ったとき、彼女はあまりにもたくさん話したいことがあり、一気にそれを全部詰め込んだので、私に口を挟む余地はほとんどありませんでした。二回目の機会では、彼女はより穏やかになっていました。彼女は、前述の患者のように、多くのことを成し遂げ、きちんと家事をこなし、その結果、息子は父親からの援助に頼らなくても、全寮制の学校に残ることができると口を挟むことができました。私は、私たちがなすべき作業がもっとあるように感じていましたが、このときすでに彼女の病状はあまりにも重くなっていました。それにもかかわらず、ある変化が起こりました。それは、彼女が自分の問題を語る機会を持てたからだと私は思います。彼女は、他のいくつかの症例で述べたように、不平と怒りを放棄したのです。彼女の親戚たちは実際には羨むべきものではなく、それどころか、彼らは、彼女の人を世話する能力のすばらしさにわが身を恥ずかしくなる気持ちになったのかもしれないのです。

行動を変えること――内的世界を変えること

患者からの依頼により私は、十二カ月前に乳がんがあることがわかった一人の女性と会いました。それは彼女の知らないうちに、いつの間にかできていて、急速に悪化していました。彼女は卵巣を切除する開腹手術を受けました。彼女は病院に精神医学的援助を受けられないのかと尋ねたのでした。彼女は、病院を退院できないかもしれないことを自分から話しました。そして、がんがあるとわかったときのショックを語りました。彼女は、昔から体力に自信があったためショックを受けたと、あたかもがんの進行は「強い」人には起こらないものと思っているかのように話しました。彼女の問題は、アルコール依存症の夫と、年子の二人の娘がいることでした。夫は、特に飲酒のときには、冷淡で暴力的になることがありました。彼女は、夫が長女を嫌っていると言い、彼女が守らなければ、長女にも冷淡で暴力的になりうると思うと言いました。私は、彼女の話から、夫がいつも彼女に冷淡であったのだろうと思いました。しかし、主治医が夫と話をしてから、彼が変化したようでした。彼女は主治医が自分の状態がかなり深刻だと夫に話したのだと想像していました。それは夫が助言に従い、妻に対する態度を変えたことを確かに示していたのです。

この患者は死ぬことを怖がることはなく、自分が過去には健康に自信があり、精力的で、悔いのない人生を生きてきたと話すことができました。しかし、彼女は深刻な問題を抱え、それには援助が必要だったのです。

こころが壊れそうになることに抵抗すること

ある女性は、窮地に陥り、自分から精神科医に会えるかと求めたので、私に紹介されてきました。彼女は「自分がひどい状態だと知って、気が動転して正気が保てない」とされました。私は彼女とその夫に会うことになりました。彼女は私に詰め寄り堰をきったように言いました。「末期であることを知っていて、それに直面しなければなりません……」涙と言葉が溢れ出しました。「私はそのことを夫と何度も話し合い、まったく希望がないこともわかっています」。しかし「私は涙があふれ、どうしようもありません」と彼女は訴えました。それはまるで彼女が「うまく死ぬ方法」についての本を読んだのにもかかわらず、まだ怖れと混乱を感じていることに気づいて驚いているかのようでした。最初の面接で、彼女が今現在を生きていることに気づきながらも、未来時制を使用していること、こころの中では彼女は既に死んでいることに注目が集まりました。彼女は子どもたちのことについて話し、自分がいないとどうなるだろうと語りました。そして彼女は、子どもたちにどうしてやったらよいかを知りたがっていました。年少の子は質問もせず、年長の子は話し合いを避けているようでした。私は、彼女は現に生き生きとしており、活力に満ち、生き続けているのに、死につつある人として考えることはできないと言いました。彼女はすでに人生の喪失の喪の作業の中にいました。私は、彼女がこれまでと同様に、その瞬間瞬間を生きてきたように、生きることができるのではないかと言いました。彼女が自分自身をすでに死んでおり、まったく未来がないかのように扱ったとき、私は首を縦に振りませんでした。もし彼女の具合がとても悪い、あるいは病気の拡大を阻止することができない状態であればなおさら瞬間瞬間の人生を楽しまなければならないのです。

彼女は三年前に乳がんがあることが判明したのですが、そのときそれが再発し、肺にまで拡がっていました。面接の始めでは、彼女は呼吸と会話を同時にすることができませんでしたが、終わりのころには、とても落ち着いて呼吸をしていました。大急ぎで彼女は死にたくない理由をすべて話しました。子どもたちに起きることに、彼らは対処できるでしょうか。夫に世話ができるでしょうか。なすべきことは沢山あるのに、時間がほとんどないことも彼女はわかっていました。彼女は家で呼吸困難になったとき、夜間に窒息する恐怖に襲われたと言いました。最初の面接の終わりに、驚いたことに、彼女はしばらく時間をおいてから、また私に会いたいと言いました。私たちは多くのことを話し合ったので、彼女は話し合われたことを消化するための時間を求めたのです。一週間後、彼女は面接を求めました。そして彼女は、その間に起こったことを語りました。彼女と夫は平日も週末もずっと一緒にいて話をしました。そしてそれは二人の人生の中で、一番良い時間だったと彼女は言いました。彼女はその瞬間瞬間を生きて、そのすべての時間が貴重なものでした。彼らの生き方は親密になり、かつて経験したことのない深さに達しました。最後の化学療法で効果が出なかったとわかっても、彼女は今や自宅でぐっすり眠ることができました。もう一回の面接が可能でしたが、彼女は、面接を受けても役に立つとは思わない程に、具合が悪いと記載した短い手紙をそえて、キャンセルしました。この女性の人生の瞬間は、今や新しい経験と気持ちで充たされていて、とても貴重なものでした。そのような気持ち、そしてその患者と夫には、病院にはつきものの侵入的な日常から守られた空間と時間を必要としていたのです。

初めてその患者に会ったとき、彼女のこころは壊れそうな状態でしたが、私たちがセッションを重ねていくうちに、彼女は自分の人生の責任が取れるしっかりとした人へと変わりました。彼女は、事実上、自分の人生がいつ最期になるかを自分自身で決めていて、それは、夫と家族が自分の死と不在に対処するために自分ができることすべてをやり尽くしたと感じたときでした。彼女の夫は一年後に抑うつ状態になり、短期間の心理療法のためにやってきました。妻を喪ったことの悲嘆が急激に強く蘇り、不意に彼を襲いました。死別の痛みが取り組まれました。かなりの時間をかけて、悲嘆が蘇り、新たに深い喪失感が経験されました。

これらの症例は、人生の終着点近くでの無力化《ディスエンパワメント》がこころの痛みと関連していることを示しています。長年の古傷さえも緊急の治療が必要となり、患者はそのことを話せる人が誰もいない病院という環境の中に閉じ込められたように感じているかもしれません。疼痛緩和や身体治療などのようなものを提供してくれそうもないので、最初は話し合うことに意味がないと思う患者ももちろんいます。いずれにしても、ほとんどの患者は、心理療法または精神分析の経験や知識を有していません。病院の中で精神分析的心理療法を提供するにあたり、そのために、面接の数は必ずしも結果に関連してはいません。そこには患者による印象的なペース配分があり、ひとたび価値がある興味深いやりとりがあれば、理解は急速に獲得されます。通常は数カ月かかることが、ときには数日で達成されます。そのプロセスの速さは、多くの場合、身体の緊急事態と関係があります。もっとも大切な問題が取り上げられ、ごまかしや他ごとに時間をまったく浪費していないのです。仕事をある程度やり終えるまで、患者が過酷な治療のなかを生き延び、死期が延びるようにみえることがあります。統合されると、死の現実は、それが空想で思われたほどには重要ではなくなり、終末は安らぎを伴うと感じられることさえありえます。多くの症例において、心理療法や心理的なプロセスに関して患者が何も知らないことは一つの強みであります。というのも、そのプロセスについての偏見や疑念を持つことなく、状況の緊急性と相まって、強い探求的関心が起こるからです。

終わりまで世話すること

ある若い女性が助言を求めて、心理療法士か精神科医に会いたいと言っていました。彼女の夫は、彼女にLSDを使用させたいと考えました。なぜなら彼は薬剤に誘発された心理的刺激は彼女を解放させ、心理的な力によってがんの増殖を防ぐことができると考えたからでした。この面接は、数カ月を越える継続した心理療法になりました。夫は、妻であるその患者と治療に献身的で誠実的なサポートをしてくれていました。最後にその患者に会ったのは、彼女からの要請でした。彼女は少し怖がり、代わりに次の日、つまり日曜日に私に来てもらえるかどうか尋ねましたが、その後彼女は考え直して、何とかひとりでやってみると言いました。それは週末でしたので、彼女は私をわずらわせたくなかったのです！　彼女はセラピストに別れを告げ、翌日に亡くなりました。すべての面接は、どうしようもない身体の衰弱のなかで行われました。亡くなる前に、彼女はとても辛かった過去と、大人になってから経験した過酷な出来事の多くと向き合いました。彼女はがんを患っていた哀れな両親の世話をし、親との関係性を改めて修復していたのでした。最後に彼女は、土曜日の朝、私との面接を求めましたが、私の日曜日を台無しにしたくないので、翌日には来ないで！　と言うことで、セラピストの世話をしたのでした。償い、そしてこれらの愛の行為は、彼女の人生の最後を飾る偉業でした。

精神分析的心理療法は、慢性疾患や重篤な疾患の人々を援助する分野において、とりわけ大きなインパクトと価値があります。患者の生命が深刻な状況にあることで、心理療法はこころの深みにまっすぐに進みます。なぜなら、身体が健康な患者で目立つような心理療法を長引かせる、見栄や抑制や無意識の策略がないからです。時間の要因は重要であり、身体疾患においては、治療関係にある双方が、遅滞なく進んでいくことを余儀なくされます。ところが、身体が健康な人々では、治療者も患者も選択権を持ち、面接の頻度や治療期間を選ぶことができると感じています。身体が健康な人の心理療法は、時間の余裕があり、人生は予想外に短くなることは起こらないという仮説の上に進んでいくという不自然さがあり、心理療法士の治療には、始まりと中期と終わりがあると思われています。一方、身体疾患の患者の心理療法では、できうる最善のことが緊急性をもってやり遂げられなくてはならず、そこには独自の始まり、そして予期せぬ終わりがあります。身体疾患を患う人は、多くの場合、働いておらず、面接を設定しづらくしている時間を消費する職業がないので、自由な時間が一杯あります。身体の病気は、面接のための時間と、それらを熟慮し、理解していくための時間をもたらしてくれます。慢性疾患や終末期の疾患を患っているときには、錯覚の余地がないという事実によって、通常の心理療法にはつきものの囚われや多くの苦悩からは速やかに解放されるのです。

つまり、自分のキャリアやお金のこと、性的な心配事は、話し合いでは省かれることになるでしょう。存在することの核心そのものが熟慮の対象になり、慣習的なことはまったく重要ではありません。セラピストによるコメントが妥当であり、解釈が患者の経験に光を当て、また患者の経験によって確証が得られていくならば、心理療法の仕事は、お世辞や相互の理想化なしに進んでいきます。身体疾患の患者たちはとても協力的です。身体が健康な人が心理療法を開始しても、心理療法で夢を用いる価値や重要性を理解するのに多くの時間がかかるのに対して、身体が病気の患者は、それが理解を深めるのを容易にするという可能性を速やかに理解し実感します。

病気の人、特に良くならない人たちに対する無意識の偏見があります。私たちが、自分もまた依存的になりえ、治らない病気にかかりうるという考えに耐えられないので、そうした人の存在は私たちをゾッとさせるのです。願わくば、この領域に精神分析的心理療法を応用するために、その実践の訓練を自ら進んで行いできる人が増えていってもらいたいものです。第8章では、病院内におけるグループ・プロセスを検討し、がんや他の深刻な病気がこころに与える影響に対処できるようにする、医療スタッフの訓練方法を論じていきます。私たちがこの方法でスタッフを訓練し、病気の人々を、感情のスラム街から救出することで、権利を喪失し、社会にとって価値のない弱い状態に置かれている人々が、尊厳や統合、そして自尊心を取り戻すかもしれないのです。

第8章　病院におけるグループ・プロセスを検討する

Examining group processes in hospital

本書全体をとおして、病院という環境では、医長《コンサルタント》と医師と看護師、そして患者とのあいだの良いコミュニケーションが重要だと述べてきました。これこそが、一九九五年のカルマン-ハインレポートに示唆されている「良いがんのケア」のエッセンスでしょう。この最終章ではまとめという形で、総合病院におけるさまざまなコミュニケーションの形態に焦点を当てます。その際、それら明示的なコミュニケーションの形態、暗黙のコミュニケーションの形態、そして非言語的なコミュニケーションの形態が、病院内のさまざまな専門職グループ間に存在する関係性、特に医師同士の関係性に影響を及ぼす仕方に注意を払っていきます。こういったコミュニケーション様式は、他者に情報を伝達すると同時にそのグループにいない他の人を排除するよう無意識のうちに形作られるのです。本章では、排除だけでなく取り込むためのこのコミュニケーション様式が、どのように専門職同士で真実を伝達するうえで影響を及ぼすか、個人の自由に影響を及ぼすか、そして感受性や思いやりを弱体化させるか見ていきます。それらは、専門家の特性を損なっていくのです。

医療チーム内のグループと派閥《ギャング》

従来の医学訓練では、派閥《ギャング》のように競合的なグループ形成が叩き込まれ、助長されます。これにより、苦悩は減るどころか増えています。つまり、がんを扱う際に伴う戦場のような体験、それが生み出す混乱、そして苦痛を伴う困難な治療に対処し、持ちこたえることのできる、医師の能力が低下してしまうからです。それゆえ、がん患者に関わる医療スタッフを適切に訓練することがきわめて重要です。大半の専門職にとっては、こういった訓練には、「脱《ディ》-習熟《スキリング》」ことが含まれます。つまり、教えられてきたことの大部分を捨て去るのです。医師や看護師ががん患者に配慮しつつ接する訓練では、説明する、指導する、指示するよりも、**聴くこと**が強調されます。私がこころに描き推奨するスタッフ訓練の方法は、仕事の現場から離れて教えてもらうコースやプログラムによってではなく、患者にきちんとしたケアを促し、同時にスタッフメンバー、とりわけ看護師にスーパーヴィジョンや教育を提供する病院やがん病棟といった現場で行われるものです。

グループと派閥

本書全体をとおして私が主張してきたがんの多職種治療は、一人ひとりの専門職が協働する際にさまざまなやり方があることを明らかにしています。グループに「派閥」の性格や性質が実際にあると、そこには本物ではない見かけだけの協力があります。派閥においては、専門家は個人として自分を守るために、あるいは仲間より優勢な立場を得るために、友情を装いお互いに共謀するので、その関係性には政治的な性質があります。滅多にありませんが、これとは異なる形態のグループがあります。それは真実を尊重することに関心があるグループです。そうしたグループでは、グループのそれぞれの個人がもっと無私のこころを有し、自分より他者をケアすることに関心があるのです。

専門用語《ジャーゴン》の使用

コミュニケーションは、あるグループから別のグループへ情報を伝達するために用いられますが、コミュニケーションは他のグループや個人を排除するためにも用いられ、これは専門用語《ジャーゴン》（仲間言葉）を使うことでも可能になります。ジョージ・スタイナー（Steiner, G.）による『バベルの後に（*After Babel*）』（1975）という本がありますが、その中で世界にさまざまな言語が存在する理由について論じられています。その本では、グループや家族が独自の言語を発展させるので、グループ内のメンバーには理解されるが、同時に他のグループや他の家族メンバーを排除すると結論付けられています。医師と他の専門職が仲間内で話しているときに、無意識のうちに医療専門職と患者とのあいだに色分けをしたいと望んでいると、こういったことが実際生じることを私たちは知っています。しかし看護師、理学療法士や作業療法士のような多様な専門職や専門集団といったさまざまなグループ間で、色分けを引き起こしたりそれが続いたりすることにも、専門用語は重要な役割を果たしています。後述するように、これはグループ間での刺々しさや不協和音のとても重要な源泉となり、連携が対立や競合に置き換えられると、患者には大きな不利益にもなるのです。ついでに述べると、専門用語が病院で増殖し始めると、その使い手とケアの受け手の両方に、危険が比例して増加するかもしれません。専門用語を使うことで冷笑的になり、専門用語で語られ、ラベルを貼られた人の人としての個別性を蔑ろにします。自分自身が堕落しているのに、ラベルを貼った人たちより優れていると感じているのです。

婉曲表現のオンパレード

ある日、若い夫婦と面接していると、妻のほうが、夫といたずらっぽく見つめ合いながら、もしかして自分はがんなのかと私に尋ねてきました。私は彼らと一緒に笑いました。その質問はあまりに馬鹿げていたからです。彼女は背骨下部にがんがあると思っていました（実際、姿勢を変えるときに、音を発する珍しい仙骨部の腫瘍がありましたが、その当時はその腫瘍が悪性なのかどうか誰にもわからず、彼女自身も動くことで仙骨に損傷を与えているのかが分かりませんでした）。「がん」という言葉が、これまでの話し合いの中で自由に用いられてきており、私たちはがんが持つ多くの面やそれが彼ら夫婦の人生に及ぼしている影響について話してきました。私は、なぜ彼女がいたずらな質問をしたのかと尋ねました。すると、その若い夫婦は「がん」という言葉の代わりに医師が用いた言葉をすべて数えたと言います。そのリストはおびただしい量でした。この患者と主治医との数多くの話し合いで、この言葉が言い換えられなければならなかったのは何故なのか疑問に感じるかもしれません。表向きは、そして状況が違えば、患者を守るために「がん」という言葉が避けられたと言えるかもしれませんが、この場合はそうではありません。その夫婦は、その言葉を自由に使っていましたから、この場合は患者を守るためではなく、医師が勝手に患者の身に自分を置いて、恐ろしい話題を話し合うことを避けたのです。つまり医師が自分を守るためだったのです。

このように、病院の中では医療専門職を二つのグループに区別できます。グループの中での安心感を高め、自分たちと患者、そしてその他のグループと一線を画そうとするグループは、専門用語や婉曲表現というやり方を用います。私が使う「専門用語《ジャーゴン》（仲間言葉）」という言葉は、ある特定のグループで用いられている言葉のことであり、ゆえにそれはそのグループの「言語」にもなるのです。感情的な意味合いをもつ言葉や怖しい言葉を婉曲に表現する背景には、推定が含まれます。それは、婉曲表現を使わず、平易な言葉を使うと患者を脅かすというものです。このようにして自分たちの戦略を合理化し、正当化しているのです。婉曲表現を用いる本当の理由は、使う人を守ることなのです。

「終末期病棟」と呼ばれている、ある病棟のカルテには、外科医または内科医から患者に説明されたことを看護師に伝えるためにシートが用いられていました。看護師はそのシートに書かれたストーリーに合わせて偽り続けることが期待されていました。ある看護師が私にあるとき、次のように言いました。「毎日過マンガン酸カリウム溶液を浴びている若い男性に、どこも悪くないと言ってごらん。『どこも悪くない』のに彼は苦しみ、彼の身体は、ますますしみ出している肛門のように見える悪性のメラノーマでどんどん覆われていくのよ！」同じ病棟では、ある女性患者が病棟診察に来た医師の後を追いながら「先生、でも私は悪くなっているわ」と言っているのを見かけました。その医師は歩き続けながら素気なく言いました。「心配しなくていいですよ。単なるリューマチです。良くなりますよ！」同僚の医師、看護師、理学療法士、それよりも多い患者たちという聴衆に伝えられた、そのメッセージについて、私が詳しく述べる必要はないでしょう。

突き詰めていくと、このようなグループは、自分たちのメンバーを守るためにあるので、「自己中心的」と言えます。医療専門職のグループなのに、こうしたグループは何から自分のグループを守ろうとしているのかと思う人もいるかもしれません。他のグループからでしょうか。患者からでしょうか。この種のグループは「派閥《ギャング》」と呼ばれます。というのは思春期青年期のギャング集団のあらゆる特徴が、大なり小なりそのグループにあるからです。主な関心がグループを維持することなので、長期的にはそのグループは破壊的です。そしてそれは、**他者のために**十分なケアと関心を持つという病院の中心的な機能に反するものです。

協働的なグループ

私は、「派閥」と、「協働的」と名付けるもうひとつのタイプのグループとを区別したいと思います。協働的なグループの目的は、グループの中にいる個人のために犠牲を顧みずに、他者を守りケアを行うことです。このグループは、グループや階級、地位を問わず、他者のために苦しみ犠牲になろうとすることにより団結します。協働的なグループでは、コミュニケーションの目的は、有益で建設的な情報の伝達であるため、使用される用語や言葉に制限はありません。言葉が使われるとき、いつも意図は同じであり、もしコミュニケーションが不明確ならば、やりとりの性質を明確にし、改善するよう努めます。結果として、コミュニケーションが改善されるのです。人を分け隔てるために使われている言葉の壁は取り払われ、さまざまな専門職同士のあいだに自由な発言が増えるのです。

良いケアか悪いケアか

ある看護師が、人工透析とそうした患者のニーズについて話しているときに、彼女が話しているような類のケアは医師には提供できず、看護師だけができると言っていました。理由を尋ねると、医師が理解するとは思えないと彼女は言ったのです！　このコミュニケーションは、看護師が医師をどのように見ているのか多くのことを教えてくれます。医師は、薬物療法や外科手術といった違うタイプのケアを自分たちは提供すると言って応じるかもしれません。事実、「心理的な」ケアもしくは「医学的な」ケアといった特別な形態のケアがあると考えているという点で、両者は同じ間違いを犯しています。唯一のケアがあり、それは良いか悪いかのどちらかであるのだということを理解し損ねていることから、カウンセラーや専門看護師など、さまざまなグループが増えていくのです。私たちは生まれ落ちたその瞬間から「終末《ターミナル》」に向かっているという真実があるのに、「終末期」の人たちに対しては、特別なケアがあたかもあるかのように、「終末期ケア」のような用語が使われていること自体にも、同じことが起こっていると私は思います。本質的には、良いケアか悪いケアだけなのです。特定のグループや場所、または宗教によって独占されるものではないのです。しかし、ある種のグループは美辞麗句や宣伝活動《プロパガンダ》を通じてそうだと示そうとするのです。

他者の視点から物事を見ること

たとえば看護師と医師のあいだのように、異なるグループ間でのコミュニケーションの難しさの一つは、それぞれが患者を異なった視点で見ているということであり、より正確に言うと、異なった世界から見ているのに、お互いに解釈し合う必要性があることが認識されていないことなのです。看護師は、年齢がそう変わらない若い女性患者の入浴を介助したり、おまるに座る様子を見てあげたり、医師から短い回診時に診断に関してひどくぞんざいな言い方をされ、錯覚と希望を奪い去られショックを受けているのに対し、同情し一緒にいてあげたりします。そうしてその看護師は、その女性患者の世界に入り込み、その一部になるのです。この例の場合、問題は医師達と看護師達のあいだにある分断をどのように狭めるかであり、そうすることによって前者は後者の視点を正しく理解し、看護スタッフや患者の世界（両者は交換可能である）の苦しみをより親身に知り、かつ相手にとって役に立ち続けられるのです。これは当然のことのように思えるかもしれませんが、自分も病気になった経験がある医師や看護師、他の医療専門職は、病気や入院や治療が平凡でありふれた日常生活に及ぼす影響を、自分や家族の病気を経験するまでは、決して十分に認識できないことをわかっているのです。

どのようにしてこのことを変化させ、本当に分かっている人と、自分たちは分かっていると思っている人とのあいだのコミュニケーションを改善できるのでしょうか。敏感に感じ取り、共感的な医療専門職が、休暇を必要とするときをどのように認識できるのでしょうか。がん患者を対象に集中して仕事をするには、医師や看護師は適切に休み、病のないプライベートな世界に戻れることが必須です。これは工夫すれば何とかなるものではありませんし、従来考えられてきたことに反して、軍隊組織のような型どおりの規則やルールブックによって作り出されるものではありません。人は単に自分自身をオンとオフに切り替えられないのです。したがって問題は、「病をもつ患者」の世界と「健康な」世界とのあいだを交互に行き来し、意識的に、意図的に行動するよりも、自分の家族を大事にするように「自然と」患者を大事にし、ケアすることができる医師や医療専門職をどのように生み出せるかなのです。

鈍感になる訓練

医学生の訓練には、患者と面接し観察する訓練は十分には含まれていませんが、鈍感になる訓練は含まれているのは確かです。医学部の教育は、一般的には教える訓練を受けていない（大学教育を改善する方法を研究する目的で、研究グループがいくつか設置されるまでに至った問題）臨床家や科学者によってなされていますが、教育する側も自身も、従来の医学教授法の犠牲者なのです。すべてではないにしろ、大半の人は専門用語を使い続け、苦しんでいる人がどのように感じているかを考えないような病歴の取り方に執着し続けるのです。気の毒な（劣った）患者に同情する優越者同士のあいだで、婉曲表現で飾られた専門用語という秘密の言語を用い続けているので、真の平等な相互交流はできません。

医療においては、人は、「患者」「症例」「左側の腫瘍」「二つ目のベッドの人」「終末期患者」「老年期の問題」になります。これにより、ひとりの人間としての患者やその家族が、病気やその治療について知らされるという、予期せぬ爆発にも似た衝撃的な知らせによって苦しみ、不安になっていることを考慮する必要性が避けられているのです。身体疾患の教育では、学生はさまざまな疾患の症状や兆候を分類する訓練を受けます。したがって疾患プロセスを明確にするために患者に対して、そうした仕分けの方法を用います。定性的化学分析のように、その手順では、化合物の要素を特定するために、全体を部分に分解するのです。

真実を追う

病院内での専門職間の受け持ちの患者についてのコミュニケーションを向上させるためには、どのような状況でも、患者と会うことは、特権的な機会であり、ある種の研究のための機会と考えなくてはなりません。私がこのように思うのは、私が医師として手術と薬物治療の訓練を受けており、それは今の精神分析的心理療法士としての仕事とは対照的だからです。つまり、今の私は患者とまったく異なるやり方で会っています。私は一人ひとりの患者に一時間を当てて何人かを見ています。それぞれの患者に対して注意深く耳を傾け、慎重に言葉を返してから、次の患者に移ることにしています。私は面接を終えて、同程度の真摯さで次の患者の世界を受入れるために切り替えようと努力し、ほとんどの場合それがうまくできます。こういった切り替えは、意識的に行われるものではありません。これからあるモードから他のモードに切り替えなければならないと、自分に言い聞かせるわけではありません。こういった切り替えが起こるのは、それぞれの患者に対して探究心をもって関わっているからだと私は思います。つまり研究者のように、患者と患者が考えていることを注意深く追い続けるのです。患者を導くのではなく、どのようなものであれ真実を、それが指し示すことが何であれ、患者の話すことを追い続けるのです。これは、患者が助言されたことや説明されたことに従う診察とは対照的です。医師としては、私は、あてはめるべき疾患分類が頭の中に既にあります。患者が表現しようとすることを前提条件なしに自由に受け取るような開かれた態度はとりません。診察では、私が尋ねる質問によってかなり制限されてしまうでしょう。つまり、私の仕事は病気を発見し、病気の原因を発見することなのです。

これとは対照的に、約一時間、その人と一緒に座って話を聞くと決めると、自分の落ち着いた態度や耳の傾け方をとおして、その人がどのような状態であろうとも、私たちの人生の中の時間をその人に与えようとする気持ちを非言語的に伝えることになります。このやり方に対する患者の反応は、外来や病棟での「普通の」診療での患者の反応とは明らかに異なるのです。

先述した、「がん」の代替語リストを作成していた夫婦のことに戻りましょう。私がその夫婦と初めて出会ったときには、妻は痛みで苦しんでおり、動くたびに痛みが増していました。私がこのようにこの患者と夫と一緒に腰を下ろすと、彼らは、戸惑いがちにですが、次第にこころを開いていって、最近結婚したばかりであること、そして脊椎の痛みがある部分の骨を壊してしまうことを恐れて、怖くて性交ができないことを語りました。彼女はこのことを医師や医療チームと話し合えていないと言いました。そして彼女は笑って、病棟回診だけが医師と接触する機会であり、病床で三分もないときに、このような話題をどうやって持ち出すのかと言いました。病棟回診では、病床の周りを医師と同行者で囲み、彼女のことを研究されるべき標本であるかのように見下ろし、プライバシーが守られないのでした。暗黙の裡にこれは、医師やその場に居合わせる看護師や他の専門職たちに対して、「ボス」が考えていることが重要なのであり、患者の時間に比べてその偉い人の時間に価値があるのだということを示しているのです。それはまた、医長《コンサルタント》が、患者にとってのプライバシーの価値をどのように感じているか、そして医長と比較したときの患者の時間の相対的価値をどう感じているかも伝えているのです。

忘れないことの重要性

精神分析的文脈と医学的文脈では、患者についての記憶がまったく異なっています。心理療法の中でみた人たちの記憶は豊かで独特なものです。それは、特別な人との非常に生き生きとした感動的な体験の後に、私たちが思い出せる記憶と似ています。日常診療や通常の外来業務の中でのやり取りの体験を思い出すには努力がいるのとは対照的に、努力せずにやりとりを思い出せるのです。ここに、専門職同士のコミュニケーションが難しい理由があります。多くの診療補助職スタッフたちが患者との忘れられないドラマのような独特の体験をもつ一方で、同僚の医師たちの多くは表面的な体験しかしておらず、しかも困ったことにすぐ忘れてしまうのです。ですから病院内のさまざまな医療専門職同士のあいだにも、またある特定の科でのさまざまな職位のあいだにも、敵意や嫌悪感が底に流れ、彼らのあいだの分断を作り出していることに気づくことがよくあります。「派閥」が形成されたために、専門職はお互いにオープンに話せなくなり、自分たちにとって重要であることは患者であることを忘れてしまうのです。いとも簡単に、慣行やメンツを保とうとする策略のほうが、患者のことを考えることよりも優先されます。

自分とは職位が違うと感じている専門職同士のコミュニケーションの欠如のせいで、他にも重要な問題が生じます。この原因のひとつは、明確な遵守すべき規則がないにもかかわらず、結局は責任と関係する階級を持つ軍隊タイプの組織であることです。軍隊タイプの組織や環境では、たとえば船長や飛行機のパイロットが乗組員に対して全責任があるように見えますが、乗組員は責任が免除されていることに気づかされます。実際のところ、乗組員は、誰でも強くて、責任を快く受入れるような人に全責任を押しつけているのかもしれません。明らかに、船長同士や機長同士のコミュニケーションは、行使する権力がないと感じている人たち同士のコミュニケーションとは異なるでしょう。後者は、提案したり、批判したり、とても注意深くコメントを述べるかもしれませんが、起こったことに対してまったく責任を持たないかもしれません。

奴隷のように服従する

ある研修医はある患者の紹介状の件でけん責処分を受けました。その患者はがんを患い疼痛でひどく苦しんでいる状態ではありましたが、中毒になるかもしれないと考えられていたために、痛みを和らげるモルヒネの使用を中止したと紹介状に記したからです。これが間違った認識かどうかはともかく、たとえもし中毒になったとしても、中毒という問題はこの状況では重要ではありません。その後、彼が他のポストを得て病院を去るときに、彼はなんとか機会をとらえて私と話す時間を持ってくれるように依頼してきました。彼は、紹介状に対する批判はもっともだと思うが、彼を当時指導していた「ボス」がモルヒネを使うと中毒になると確信しており、従うしか彼には選択肢がなかったと語ったのです。間違いを認めることは勇気のいることですが、彼が自分には選択肢がなかったと考えることは間違っています。彼には勇気があるように見えますが、患者の幸福よりも自分の職業上の成功を守る必要があるとみなしたことへの罪悪感に突き動かされていたのです。後に続く話し合いで明らかになったことは、もしこの症例が自分の父親だったら、息子だったら、兄弟だったら彼は選択をしただろうということでした。彼は、よい推薦状をもらえなかったり、失職したりするかもしれないことを思い切ってやってみたかもしれないし、自分が本当に患者のニーズだと思うことをする決断を下したのかもしれないのです。

「かのような《アズ・イフ》」というシナリオ

自分や家族のためのルールと異なるルールを、患者に対して持つことは道徳的に間違っています。このようなコミュニケーションの形は、「かのような《アズ・イフ》」コミュニケーションと呼ばれるでしょう。些細な間違いや十分なケアができなかった後で、あらゆるレベルのスタッフが、何度も繰り返してこのような「かのような」コミュニケーションを使っているのを耳にします。これはそれを口にしている人から、罪悪感や責任感を免れさせることを目的としています。真実をわかりつつも、選択肢がなかった「かのよう」に皆が同意しているように語っています。代替案がなく指示に従うしかなかったという口実は、いかなる状況においても容認されるべきではありません。ロシア共産主義時代の精神病院とNHSの病院に、この点では違いはありません。考えてもみてください。私たちは病院で言語的にもしくは非言語的にコミュニケーションができ、患者や患者がかかえる困難に対して、敬意を示すことができる手段を持っているのです。このことを非言語的なやり方で伝える方法があります。つまり面接の約束をきちんと守り、患者に関することをやりとりするときには、守秘義務をしっかりと守る態度によってそうした敬意を示すことができるのです。患者がプライバシーの保護された面接室で率直に話せるようになると、健康な世界の中では病気であり力に限りがあったとしても、その患者の個人の自由をどれだけ尊重しているかを面接室の外にいる人たちに示せるのです。

訓練

心理療法の初心者である、さまざまな専門職の学生に教えるには、伝統的な講義中心の手法とは異なる種類の教え方が必要です。「合理的で」、身体的、臨床的、医学的アプローチとともに、心理療法の訓練と同じような、異なる種類の教授法が必要となります。学生は面接を行い、それから経験豊富な先輩にその面接の詳細を語るとともに、そのときの自分の気持ちも話す必要があります。このような形式のスーパーヴィジョンは、プライベートなものであり、個人的で、批判的なものになるかもしれません。そしてこうした状況では、学生は、自分自身が詳しく吟味されている道具のように感じるでしょう。さらに、経験豊かなスーパーヴァイザーである心理療法士と一緒に、学生の小グループでそれぞれの面接のやりとりの発表も行われます。患者に話しかける臨床家になりたくない学生のなかには、このように自分が曝されるのが苦痛だと感じる人がいるので、これはさまざまな困難を生み出すかもしれません。しかし少なくとも、患者と面接することが実際できそうもない人も、そのことを明らかにし、仕事をするうえでそうした困難があることを前もって知る機会になるでしょう。訓練コースを離脱する人もいれば、自分自身は決して面接は行わなくても、こうした問題についての知識を得て、「面接」を行う人の仕事や心理的手段による仕事を支持し促進できるようになる人もいます。どのような環境においても、ある人のために個人的で親密で邪魔されない時間を用意するには、その人が他の人とのあいだでどのような地位や立場にあるかにかかわらず、管理上はかなりの努力が必要です。しかも病院という環境下では、それはとりわけ難しいことなのです。それには、人生の一部を他者に与えること、そして人の命の貴さについてしっかりとした確信がある必要もあるのです。なぜなら、問題を回避する魅力的で安易な方法があるからです。

相補的アプローチ

私が標榜する心理療法の訓練では、格言や一般化を要約した、人々についての小ぎれいな理論を持ち出す代わりに、学生が偏見から解放され、医学と心理療法の両方のモードをダイナミックにかつ柔軟に変えつつ考えられるようになることを目指します。ひとつのモードを考えるために別のモードを拒む必要はありません。そうではなくて、相補的なアプローチが採用されるのです。先の章で述べたように、物理学では観察者の視点は観察される現象を変えます。光の量子論と波動論は相補的です。異なっており、互換性はありませんが、現象は矛盾することなく、どちらの視点でも観察されうるのです。同様に、人間も客観的現象を理解しようとする科学者の視点からだけでなく、こころを理解しようとする精神分析家、社会学者、哲学者、心理学者の視点からも観察されうるのです。

このような訓練においては、どれだけ「ベテラン」になっても、「学生」として経験から学べる姿勢を保ち続けることを教えることがその根幹です。それには、面接者自身の反応や主観的体験に沿って患者との面接について検討することが含まれなければなりません。経験豊かなベテランの心理療法士の指導の下では、面接者の姿勢に本質的で建設的な変化が生まれます。それは、気持ちを伴わない事実を思い出すのとは大きな違いがあるでしょう。学生は、苦しみに関する自分の立ち位置が変わりうるのが分かるので、「絶望的な症例」について考えられると感じるようになるのです。伝統的な医学教授法には、情緒性に対する保護装置があります。つまり、専門用語を使い、患者と個人的に自由に話し合う時間はもしあったとしても、短く、そういった個人と話し合う設備もないのです。患者と医師の交流のための短い時間は、患者から扱いにくい刺激的な反応がやって来るのをブロックするために、質問や指示だらけになりえます。医師にもさまざまな人がいますが、良い医師は意識的に身体疾患とその症状のみに集中し、人生における身体以外の側面を他の専門職に任せます。緩和されない痛みへの患者の反応、予想される死のあり方についての反応、そして病気や治療のせいで突然生じた家族の困難、社会的困難あるいは情緒的困難への反応などは他の専門職に委ねるのです。しかし、その場合でも、学部や大学院レベルの心理療法の体験をもつことで、医師は自分の同僚の心理療法士が何をしようとしているのかがよくわかるようになり、自分の同僚を応援し支援できるようになるでしょう。

良い死

命を蝕むがん治療のせいで、患者も医療従事者も消耗します。それはしばしば短く、暗い、退屈なトンネルのような道程の始まりなのです。ある女性患者は、「自分が死ぬことは分かっているわ！　私はあらゆる本を読んだ。それでも、まだ怖いのよ！」と叫びましたが、彼女は、本当のところ、「私はどうしたらいいの」と言っていたのです。彼女は自分の主治医である外科医と次の回の化学療法について話し合っていたのですが、外科医は治療が効いていないと伝えたのです。彼女は主治医にいつ死ぬのかと尋ねましたが、医師はまだ時間はあるし、そんなに焦らなくてもいいと答えました。しかしこの場合、話すことは他に何もありませんでした。彼らには共有することが他に何もなかったのです。すべてが病で覆いつくされていたのでした。その外科医にはそのことは分かっていましたが、それを患者に直面できませんでした。

彼女の最初の言葉「自分が死ぬことはわかっているわ！」は挑発的で、不機嫌で落胆の響きがありました。なぜなら、彼女はあらゆる『良い死に方ガイド』系の本に騙されていると感じていたからです。彼女は自身のために最善を尽くしましたが、良くなってきていないと感じたとき落胆しました。しかし彼女の間違いは、私生きるべき人生がまだある時期に、人生が終わったと見なしていたことです。彼女はがんを患っており、私たちがみなそうであるように、死ぬでしょう。しかし彼女はまだ生き生きと生気に満ちていたのです。精神分析的心理療法士の役割の一つは、破壊的な衝動がすべての希望を圧倒し消し去りうることを認めつつも、一人ひとりの人が生きた人生に語りかけ耳を傾けることなのです。患者に語りかけ耳を傾けるセラピストの役割は、話題を、死から生きることへ変えることです。この女性は未来時制を使いましたが、彼女の叫びの激しさは、彼女がまだ今この現在にいることを示していました。そしてそれが示しているのは、病気が彼女をすでに打ち負かしているという点からではなく、病気を現在に照らし合わせて考えることのできる可能性があるということなのでした。

がんやがんの人への影響を一般化することは間違っているでしょう。私たちはみんな違うのです。がん患者のなかには、意識的にも無意識的にも病に自分がどのような影響を受けているのか、そして死に対してどう準備すればよいのかを考える時間や機会がない人もいます。しかし、治療法が残されていて治癒する可能性さえある多くの人にとっては、変化の可能性があります。これが本書の本質です。がんを患ったからといって、必ずしも受身的になり、苦しみながら死ぬわけではありません。がんが寄生虫のように物理的に身体を侵食するというのは真実ではありません。しかし、がんには人のこころの中では特別かつグロテスクな意味合いがあって、それをしっかりと考え理解しようと努める必要があることは真実です。本書が示そうとしたように、がんに苦しむ人が病気であっても、より生き生きと、楽観的でさえある視点を持つことは可能なのです。そして医師や看護師は、がんに苦しむ患者と接することでどれほど自分たちが感情的に荒廃させられているかを十分に理解するようになる必要があります。医師と看護師は、助言や指導を減らして、もっと耳を傾けることを学ばねばなりません。私が本書で見てきたもう一つの専門職グループである精神分析的心理療法士については、言いたいことはたくさんあります。私が主張してきたのは、分析家は伝統的な個人開業という希少価値や教条主義に閉じこもるのではなく、精神分析が大きな利益をもたらしうる領域に移っていくべきであるということです。がん病棟での臨床を行う心理療法士によって創造的に応用される精神分析の原則は、患者と、患者を治療する医師や看護師の士気に劇的な影響を与えるでしょう。

がんとその治療とともに創造的な人生を生きることができるのです。がんと診断されることは終わりではありません。がんがこころにどう影響するかを理解する機会としてではなく、死刑宣告として病に集中すると、逆に人生の終わりを早めることになるのは確実です。私たちそれぞれがそうであるように、がん患者も良い死に方をするべきであり、哲学者のエピクロスが言ったように、良い死は良い生なのです。うまく生きる術は、うまく死ぬ術と同じです。つまりそれは、集大成と成就なのです。

監訳者あとがき

　がん治療は日進月歩で進歩しており、生存率も高まってきています。また治療を受けるがん患者への社会的サポートも始まっています。そのため本書で描かれていることは、現代の治療状況とはそぐわない部分があると思います。しかし「がんの告知や治療」が与える患者や家族への心身の衝撃はいまだ大きいものです。精神腫瘍医が配置され精神医学的治療が提供されていますが、十分なものとはいえないようです。「なぜなら患者たちは異常な精神状態を患っているのではなく、ただ正常な反応である衝撃と精神的打撃を体験しているだけだからです」（本書「序章」）。

　こうした問題は、過去十年間の急性期総合病院で働く臨床心理士の実践の精神分析的探索からも明らかになってきています。彼らは、緩和ケアチームやがん治療チームの一員として、あるいは全科対応の臨床心理士として、外来や入院で身体科の患者や家族のカウンセリング、医療スタッフへのコンサルテーションや遺族カウンセリングを提供しています。通常の心理療法の設定や技法のまま援助ができることもありますが、わずかです。大半は、慌ただしい病棟のベッドサイドで、看護や処置が行われるなかで、プライバシーの確保もままならず、頻繁に変わる患者の容態に合わせて面接時間や頻度も修正せざるをえません。

　有意義な援助が提供できたと感じた場合ですら、最終的には患者は亡くなります。これは担当した臨床心理士にも喪失体験であり、提供した心理的ケアが適切に成果を上げたのかを判断することもできず、大きな不全感を残します。また、がん拠点指定の総合病院では、適切な時期に患者に緩和ケアが導入されていないこともあり、臨床心理士が出会って次の面接の約束の前に患者が亡くなっていることも少なくありません。治療の影響で身体の一部や機能を喪失した患者や遺族ケアの心理療法には、対象喪失や悲哀の作業という精神分析の着想が役に立ちそうです。しかしサバイバーのがん再発の不安や余命が短いがん患者のベッドサイドの心理療法では、何を手がかりにしたらいいのか、心理療法のどのような性質が、患者の役に立ちうるのか、なぜ適切なタイミングで緩和ケアが導入されず、なぜ医療チームが患者中心の医療のために、うまく協働できないのか、こうした課題について、精神分析の探索方法を用いた個人やグループのスーパービジョン、事例検討会やワークディスカッションで検討し続けています。その過程で、私は本書と出会いました。

本書の導入部で著者は、先駆者としてがん患者の治療に精神分析的心理療法を導入したときに経験した抵抗や苦労、目撃した疎外され無力な患者やその怒りを描写しています。またこの状況を漫然と受け入れている医療者や精神分析の専門家のコミュニティへの怒りを隠しません。この著者の怒りの激しさには、いささか戸惑いを感じますが、一方で、溜飲が下がる思いもしました。この著者の体験こそ、いまだ黎明期である我が国のがん治療の心理的ケアの前線で働く臨床心理士の体験と、とても重なることが多いからです。また、がん患者の心理療法の実践例を検討していると、「自分も、がんになったら」としばしば怖くなります。がんは現代の死因のトップであり、患者として描かれている様子は将来の自分や家族の姿と容易に重なるからです。こころの専門家としても、患者としても、家族としても、本書で描写され詳細に検討され、提唱されている「がん患者の治療に心理療法を導入すること」は、強く期待されると感じました。こうしたことが、本書を訳出する際の強い動機となりました。

各章の訳者は、私が主催する「総合病院で働く臨床心理士のためのグループ・スーパービジョン」やワークディスカッションのメンバーの有志とその仲間が担当することになりました。集められた訳文は、まず私が目を通して、訳者と各章のテーマについてディスカッションをオンラインで実施して理解を深めて修正し、平井正三氏に監訳をお願いすることになりました。

＊＊＊

これまでの私たちのディスカッションでは、さまざまな状況や考察が浮上しました。ここでは二つのテーマについて触れておきたいと思います。

一つ目は、がん患者の治療における医療者、特に医師の言動について、著者が辛辣に批判している現象です。著者は、医療者の未熟さや医療者が自らの先入観を患者に投影するという観点、医師の尊大さや医学教育の不備の観点から論じています。こうした批判は、先に述べたように医療で働く臨床心理士にとっては、とても共感できるものでした。しかしあまりにも容赦のない、激しい怒りには違和感も覚えました。保守的な姿勢の医師への批判に容赦がないのは、著者がリベラルな医師だからでしょうか、それとも屈辱的な思いを抱きながら亡くなっていった患者の怒りを、著者が代弁しているからでしょうか、私たちが繰り返しこのテーマについて精神分析的に探索していくなかでたどり着いたのは、難治性のがん患者の治療をする主治医や看護スタッフが直面している強い無力感とその否認でした。

あまりにも当たり前のことなので顧みられないのかもしれませんが、急性期総合病院では傷病から回復して退院する患者がいる一方で、治療の甲斐なく亡くなる患者も少なからずいます。病院では、人の死は日常なのです。医療スタッフにとって、回復した患者の存在はこころの満足となりますが、患者の死は無力感を味わわせる、こころの深層レベルのダメージとなりえます。このダメージを回避するために、医療スタッフは唯一無二の存在としての患者その人ではなく、疾患や病態、検査データや確率、治療や看護の詳細な手順を注視するようになります。この影響は、日常的にケアが提供される病院だけでなく、医療技術を習得する教育にまで及んでいます。こうした現象は対人援助職が、職務遂行上に直面する『こころの痛み』に対する社会的防衛（social defense）と呼ばれています。医療者の「自分はまったくの健康体であるスタッフ」であり、あちら側に「ケアを必要としている無力な患者がいる」というスプリットさせた認識も、医療現場では必要なこの防衛のひとつなのです。このあとがきを執筆中の現在、新型コロナウイルス感染症（COVID-19）のパンデミックが起きています。医療者自身も感染リスクのある病の恐怖は、心理的防護服であるこのスプリットさせた認識を弱めます。コロナ患者の治療にあたる医療スタッフのこころのケアの必要性が主張される背景には、この医療者の社会的防衛が脆弱になっていることも一因だと考えられます。

こうした観点から再考すると、医療者は難治性のがんに強い無力感を味わい、加えて死因のトップでもあるがんの恐怖が医療者の社会的防衛を揺さぶり、さらにがんのトラウマティックな破壊力が医療者を意識的・無意識的に深く傷つけるなかで、医療者は職務を遂行しようと自他のこころの痛みを否認して防衛しているといえます。著者が厳しく批判する医療者の態度の背景には、こうした医療スタッフのこころの動きによって生まれた態度があると考えられるのです。ところが心理療法では、患者のこころを理解するプロセスでこころの痛みと向き合うことを促進します。これは医療者にとっては、仕事をするために必死に否認している自らのこころの痛みに向き合うことを誘発します。それゆえ、がん患者の治療に心理療法を導入することに抵抗していると考えることもできるのです。

二つ目は、患者や家族のこころの世界の投影にさらされている医療チームという観点です。著者は、医療者が自らの先入観を患者に投影することを指摘していますが、その逆の現象です。

対人援助場面では、無意識のうちに援助対象の強力な感情や気持ち、こころの世界が援助者に投影されることは、日常茶飯事です。これがいささか厄介なのは、このプロセスが無意識のうちに起きていて、すぐには気がつけないからです。援助者にとって、援助対象から投影された感情や気持ちは、紛れもない自分自身の気持ちや情緒として体験されます。この情緒的体験によって援助者の認知や思考や行動様式は影響を受けて、しばしば歪められてしまいます。こうした現象は、精神分析において『治療者の逆転移体験』として知られています。援助の場面から離れたり、時間が経過して、自分の言動に違和感を覚えることもあります。そして思慮深く振り返ってみたとき、自分らしからぬ相応しくない言動であったと気づいて、後悔したり恥ずかしくなることもあります。がん治療においては、援助対象である患者や家族の情緒やこころの世界、患者と家族の関係性が、援助者である医療者個人や医療スタッフのグループに投影されることもあるのです。

がん告知された患者が抱く無力感や絶望感が投影された主治医は、難治性のがんと向き合う自分自身の無力感に加えて、患者の情緒的体験に圧倒されることになります。ときには、この体験に抗うために「決して諦めない」という考えや気持ちが強化されます。その結果、緩和ケアの導入が「治療を諦めること」のように感じられたり、終末期においてさえ効果の期待できない積極的な治療にこだわったりして、患者のＱＯＬ（クオリティ・オブ・ライフ：Quality of Life）が犠牲になることもあります。

がんの予後告知について患者自身は受け入れることができていても、家族が受け入れられず絶望や悲しみに圧倒されていることもあります。しばしば患者は家族を気遣い、家族は患者と話し合うことで情緒的に掻き乱されることを恐れていて、患者と家族のあいだに率直なコミュニケーションが絶たれてしまうこともあります。家族の苛烈な情緒が投影されて医療者は、家族に同一化していきます。同じ「生き残るもの同士」だからかもしれません。患者の死後に医療過誤で家族から訴訟されるのではないかという不安が医療者にある場合、この傾向は強化される危険があります。亡くなった患者には、訴訟が起こせないからです。意識が鮮明で意思決定能力のある患者を無視して、家族の意向だけに従った医療行為が死のその瞬間まで続けられることになるのです。結果として患者の苦痛に応じた緩和ケアではなく、苦しむ患者を見たくない家族の気持ちに盲従して時期尚早な鎮静が長期にわたることも起こります。患者のもっとも重要な人生の時間においてすら、患者の意志が蔑《ないがし》ろにされることになるのです。

もっとも悲惨な事態は、患者の苛烈なサド・マゾ的なこころの世界が医療者に投影された場合です。患者はどんどんマゾヒスティックになる一方で、医療者の一部はどんどんサディスティックな理解や言動をしてしまいます。ある終末期のがん患者は、余命数カ月と診断された身寄りのない中年男性で、激しい痛みを訴えていました。患者の痛みの訴えに懐疑的な病棟スタッフや主治医の依頼で、臨床心理士のカウンセリングが開始されました。医療者は、患者が演技的で鎮痛剤の麻薬依存だと考えていたのでした。カウンセリング場面でも人懐っこい患者は激痛を訴え続けていましたが、医師の指示である絶飲食と鎮痛剤の減薬の指示に素直に従い、空腹と乾き、減薬による痛みに震えながらも耐えていました。頓服用に唯一許された追加の麻薬のためのナースコールにも、看護師はなかなかやってきません。カウンセリングで明らかになったのは、患者の悲惨な人生でした。患者は、幼少期から思春期にかけて苛烈な暴力的虐待を受けて育ち、家出をして転々と職を変えるなかでも、暴力被害に遭ったり、搾取される関係を反復していたのでした。虐待された患者のこころの世界が医療者に投影され、医療者は虐待し続けた親のようにサディスティックに患者に接し、患者はマゾヒスティックに激痛に耐えるという虐待状況が医療現場で再演されて、通常であれば、良質な医療を提供し続けている優秀な医療者でさえ、残酷な虐待者として動かされていたと思われました。

こうした事態は、患者や家族との交流の無意識的プロセスで生じるので、通常は医療者のなかでは見過ごされています。この現象に気がつけないので、対処が難しいのです。しかし現代精神分析には、この「治療者の逆転移体験」を有効活用するという着想もあります。それが、「逆転移の体験」は患者や家族から投影されて生じているので、援助者の主観的な体験をていねいに吟味すれば、患者や家族の気持ちや感情、その関係性を深く理解でき、患者や家族に自ずと共感できるようになるというものです。そのためには他者との対話をとおして、援助者自身が職務遂行上に生じる主観的な体験を振り返り、共有してもらい、思慮深く考え直していくプロセスが必要です。こうした機会を提供するのが、精神分析の方法を応用した個人スーパービジョンやグループ・スーパービジョン、ワークディスカッションという継続的なトレーニングです。

こうしたトレーニングを受けることで、医療者自身が患者に投影することで生じている問題だけでなく、患者や家族からの投影によって歪められているかもしれない認識や医療行為に気がつき、より適切で患者中心の医療が提供できるようになると思われます。またこのトレーニングは、医療者自身の回避できない傷つきをケアする機会となるでしょう。

＊＊＊

がん治療の飛躍的な進歩、がん専門病院とがん拠点の総合病院との違い、医療制度の違い、さらに私たちが新たに気づいた状況や考察もありますが、本書が提起する観点や主張は色褪せてはいないと思います。日常的に死と向き合う病院では社会的防衛の影響を受けて、「こころのケア」すら「医療技術や手技」と化して「こころ」を失うことがあります。著者の深い洞察は、患者や家族に提供している「人間味豊かなこころのケア」のプロセスに、「明確な意味」を与えて、その内実を豊かにし、医療者自身の「こころ」をも取り戻すための手がかりとなるでしょう。医療者だけでなく、患者やその家族、がん医療政策に携わる人々にも、新鮮かつ重要な視野を提供してくれていると思います。

本書ができるまでには、多くの方々のお力添えがありました。総合病院で働く同僚とのディスカッションは、著者の経験や提起の理解を深め、本邦の医療の現状を考え、学ぶ機会となりました。Nicholas Hallsworth さんには、私が訳文を修正する際にお世話になりました。平井正三先生には、お忙しいなかにもかかわらず、監訳をお引き受けいただきました。また、こうして世に送り出すことができたのは、誠信書房の楠本龍一さんのご尽力のおかげです。ここにあらためて感謝の意を表しておきたいと思います。

二〇二二年五月

鈴木　誠

Kissen, D.M., & Le Shan, L.L. (1964) *Psychosomatic Aspects of Neoplastic Disease*, London: Pitman.

Klein, M. (1963) *Our Adult World and Other Essays*, London: Heinemann.

Kubler-Ross, E. (1969) *On Death and Dying*, New York: Macmillan.

Le Shan, L. (1969) 'Mobilising the Life Force', *Annals of the New York Academy of Science*, 164: 847–861.

—— (1977) *You Can Fight for Your Life*, New York: Evans & Co.

—— (1989) *Cancer as a Turning-Point*, New York: Dutton.

Le Shan, L.L., & Gassmann, M.I. (1958) 'Some Observations on Psychotherapy with Patients Suffering from Neoplastic Disease', *American Journal of Psychotherapy*, 12: 723.

May, C. (1998) 'Lord Moran's Memoir: Shell Shock and the Pathology of Fear', *Journal of the Royal Society of Medicine*, 91: 95–100.

Menzies, I.E.P. (1961) *The Functions of Social Systems of the Nursing Service of a General Hospital*, Tavistock Pamphlet, No. 3, London: Tavistock Clinic.

Mount, B. M., Jones, A., & Patterson, A. (1974) 'Death and Dying: Attitudes in a Teaching Hospital', *Urology*, 4 (6): 741–748.

Shelford, C.F.G. (2003) 'Risk, Statistics and the Individual', *British Medical Journal*, 237: 757.

Spiegel, D. (1994) *Living Beyond Limits*, New York: Ballantine/Fawcett.

—— (1995) 'Essentials of Psychotherapeutic Intervention for Cancer Patients', *Support Care Cancer*, 3: 252–256.

Spiegel, D., & Bloom, J. (1983) 'Group Therapy and Hypnosis Reduce Metastatic Breast Carcinoma Pain', *Psychosomatic Medicine*, 45: 333–339.

Spiegel, D., Bloom, J., Kraemer, H., & Gottheil, E. (1989) 'Effective Psychosocial Treatment on Survival of Patients with Metastatic Breast Cancer', *The Lancet*, 2: 888–891.

Spiegel, D., Bloom, J., & Yalom, I. (1981) 'Group Support for Patients with Metastatic Breast Cancer', *Archives of General Psychiatry*, 38: 527–533.

Spiegel, D., & Lazar, S.G. (1997) 'The Need for Psychotherapy in the Medically Ill', *Psychoanalytic Inquiry*, 17: 45–50.

Steiner, G. (1975) *After Babel. Aspects of Language and Translation*, London: Oxford University Press.

Trijsburg, R.W. et al. (1992) 'Effects of Psychological Treatment on Cancer Patients: A Critical Review', *Psychosomatic Medicine*, 54: 489–517.

Young, M., & Cullen, L. (1996) *'A Good Death': Conversations with East Londoners*, London: Routledge.

Works of Sigmund Freud, Vol. 14, pp. 303–307, London: Hogarth Press.
—— (1926) 'Inhibitions, Symptoms and Anxiety', *Standard Edition of the Complete Psychological Works of Sigmund Freud*, Vol. 20, pp. 87–156, London: Hogarth Press.
Gabor, D. (1960) *Inventing the Future*, London: Encounter.
Goldie, L. (1956) 'Hypnosis in the Casualty Department', *British Medical Journal*, 2: 1340–1342.
—— (1961) 'Attention and Inattention in Neurophysiology', *Nature*, 192: 1116–1121.
—— (1974) 'The Role of the Psychiatrist in Obstetric Therapeutics'. In D.F. Hawkins, ed., *Obstetric Therapeutics*, London: Bailliere Tindall.
—— (1978) 'Psychiatric Aspects of Otolaryngology', *The Practitioner*, 221: 701.
—— (1981) 'Psychosomatic Aspects of Gynaecology; Psychosexual Problems; The Menopause'. In D.F. Hawkins, ed., *Gynaecological Therapeutics*, London: Bailliere Tindall.
—— (1982) 'The Ethics of Telling the Patient', *Journal of Medical Ethics*, 8: 128–133.
—— (1983) 'Doctors in Training and the Dying Patient', *Journal of the Royal Society of Medicine*, 76: 995.
—— (1984) 'Psychoanalysis in the National Health Service General Hospital', *Psychoanalytic Psychotherapy*, 1(2): 23–34.
—— (1985) 'The Interdisciplinary Treatment of Cancer: Co-operation or Competition?' *Psychosocial Oncology: Proceedings of the British Psychosocial Oncology Group*, 1986.
—— (1989) 'Psychological Aspects of Pain Perception and the Memory of Pain' and 'Too Much Pain: The Emotional Problems Associated with Serious Illness and Its Treatment'. In B. Keplinger & H. Smid, eds., *Pain-Research and Treatment*, pp. 1–5 and pp. 128–132, respectively, Linz: Selva Verlag.
Harvey, P. (1997) 'Minding Body and Soul', *Health Service Journal*, 13 (November): 28–29.
Hernandez-Peon, R., & M. Donoso (1960) 'Influences of Attention and Suggestion upon Subcortical Evoked Electrical Activity in the Human Brain', *Proceedings of the First Congress of Neurological Science*, London: Pergamon Press.
Janssen, P. (1999) *Psychoanalytic Therapy in the Hospital Setting*, London: Routledge.
Joseph, F. (1962) 'Transference and Countertransference in the Case of a Dying Patient', *Psychoanalytic Review*, 49: 21–34.
Keizer, B. (1997) *Dancing with Mister D: Notes on Life and Death*, London: Doubleday.

文献

Antonelli, F., ed. (1977) *Therapy in Psychosomatic Medicine*, Rome: L. Pozzi, The Proceedings of the 3rd Congress of the International College of Psychosomatic Medicine, Rome, 16–20 September, 1973: 'Psychotherapy with Cancer Patients', pp. 717–740.

Bion, W.R. (1961) *Experiences in Groups and Other Papers*, London: Tavistock Press.

—— (1967) 'Notes on Memory and Desire', *The Psychoanalytic Forum*, 2: 272–273, 279–280. Reprinted in E. Bott Spillius ed., *Melanie Klein Today*, London: Routledge, 1988.

—— (1970) *Attention and Interpretation*, London: Tavistock Press.

—— (1992) *Cogitations*, London: Karnac Books.

Bohr, N. (1934) *Atomic Theory and the Description of Nature*, Cambridge: Cambridge University Press.

Bohr, N. (1958) *Atomic Physics and Human Knowledge*, London: Chapman & Hall.

Cannon, W.B. (1957) 'Voodoo Death', *Psychosomatic Medicine*, 19(3): 182–190.

Day-Lewis, T., ed. (1995) *Last Letters Home*, London: Macmillan.

Department of Health/Welsh Office (1995) *A Policy Framework for Commissioning Cancer Services* (the Calman–Hine Report), London: NHS Executive.

Ellershaw, J., & Ward, C. (2003) 'Care of the Dying Patient: The Last Hours or Days of Life', *British Medical Journal*, 326: 30–34.

Elliot Smith, G. (1916), 'Shock and the Soldier', *The Lancet*, 2: 813–817.

Elliot Smith, G. & Pear, T. (1917) *Shell Shock and Its Lessons*, Manchester: Manchester University Press.

Entralgo, P.L. (1955) *Mind and Body. Psychosomatic Pathology: A Short History of the Evolution of Medical Thought*, trans. A.M. Espinosa Jr, London: Harvill.

Fallowfield, L. (1995) 'Psychosocial interventions in cancer', *British Medical Journal*, 311: 1316–1317.

Freud, S. (1915) 'Thoughts for the Times on War and Death', *Standard Edition of the Complete Psychological Works of Sigmund Freud*, Vol. 14, pp. 289–300, London: Hogarth Press.

—— (1916) 'On Transience', *Standard Edition of the Complete Psychological*

■編著者紹介■

ローレンス・ゴールディ（Lawrence Goldie）
コンサルタント精神科医・精神分析的心理療法士。催眠・てんかん・乳幼児の睡眠パターン・頭蓋内雑音・注意と不注意などを扱った幅広い著書がある。ロンドンのInstitute of Psychiatryで精神科医としての訓練を受け，Institute of Psychoanalysisでは，その後多大な影響を受けることとなった，ウィルフレッド・ビオンのスーパービジョンを経験した。

ジェーン・デマレ（Jane Desmarais）
ロンドン大学ゴールドスミス・カレッジ教授。専門は英文学および比較文学。文学・視覚芸術・精神分析に関する著書がある。

■訳者紹介■（執筆順）

鈴木　誠（すずき　まこと）【はじめに，謝辞，序章】
監訳者紹介参照

鈴木　小央里（すずき　さおり）【第 1 章】
2010年　名古屋大学大学院教育発達科学研究科博士課程前期課程修了
現　在　日本赤十字社愛知医療センター名古屋第一病院 臨床心理士・公認心理師

山村　真（やまむら　しん）【第 2 章】
2008年　文教大学大学院人間科学研究科臨床心理学専攻修士課程修了
現　在　くわな心理相談室

目代　貴士（もくだい　たかし）【第 3 章】
1997年　愛知教育大学大学院学校教育専攻発達臨床心理学選修修了
現　在　医療法人回精会北津島病院 臨床心理士・公認心理師

溝口　由里子（みぞぐち　ゆりこ）【第 4 章】
1985年　関西学院大学文学部心理学科卒業
現　在　社会医療法人生長会ベルランド総合病院 臨床心理室 室長補佐，臨床心理士・公認心理師

澤　たか子（さわ　たかこ）【第 5 章】
2003年　名古屋大学大学院医学系研究科健康社会医学専攻満了
現　在　大垣市民病院 臨床心理士

礒﨑　聖子（いそざき　せいこ）【第 6 章】
2005年　立命館大学大学院応用人間科学研究科臨床心理学領域修了
現　在　帝塚山大学 学生相談室 臨床心理士・公認心理師

井上　剛（いのうえ　つよし）【第 7 章】
1997年　名古屋大学大学院教育学研究科発達臨床学専攻博士前期課程修了
現　在　三重県厚生農業協同組合連合会・松阪中央総合病院 臨床心理士

金井　菜穂子（かない　なおこ）【第 8 章】
1996年　関西学院大学大学院文学研究科博士課程前期課程教育心理学専攻修了
現　在　富山大学附属病院 総合がんセンター 臨床心理士

■監訳者紹介■

平井　正三（ひらい　しょうぞう）

1992年　京都大学大学院教育学研究科博士課程研究指導認定退学

1997年　タヴィストック・クリニック児童心理療法士資格取得

現　在　御池心理療法センター代表，認定ＮＰＯ法人子どもの心理療法支援会（サポチル）理事長，大阪経済大学客員教授

主著訳書　『子どもと青年の精神分析的心理療法のアセスメント』（共編）誠信書房 2021年，『子どもの精神分析的セラピストになること――実践と訓練をめぐる情動経験の物語』（共監修）金剛出版 2021年，『意識性の臨床科学としての精神分析――ポスト・クライン派の視座』金剛出版 2020年　ほか

鈴木　誠（すずき　まこと）

1988年　名古屋大学医学部精神医学教室卒後研修修了

現　在　くわな心理相談室 主宰，日本精神分析学会認定スーパーバイザー，日本精神分析学会認定心理療法士，認定ＮＰＯ法人子どもの心理療法支援会（サポチル）監事

主著訳書　『ワーク・ディスカッション――心理療法の届かぬ過酷な現場で生き残る方法とその実践』（共監訳）岩崎学術出版社 2015年，『学校現場に生かす精神分析［実践編］――学ぶことの関係性』（訳）岩崎学術出版社 2009年，『学校現場に生かす精神分析――学ぶことと教えることの情緒的体験』（共監訳）岩崎学術出版社 2008年　ほか

L. ゴールディ，J. デマレ編著

がん患者《かんじゃ》の語《かた》りを聴《き》くということ

——病棟《びょうとう》での心理療法《しんりりょうほう》の実践《じっせん》から

2022年7月25日　第1刷発行

監訳者　平井正三
　　　　鈴木　誠

発行者　柴田敏樹

印刷者　藤森英夫

発行所　株式会社　誠信書房

〒112-0012　東京都文京区大塚3-20-6

電話　03（3946）5666

https://www.seishinshobo.co.jp/

印刷／製本：亜細亜印刷㈱

落丁・乱丁本はお取り替えいたします

検印省略

ISBN978-4-414-41484-4 C3011